ROBERTSON McQUILKIN

Wenn Liebe hält, was sie verspricht

Die Geschichte einer großen Liebe …
und einer Krankheit, die alles zu zerstören droht

Die amerikanische Originalausgabe erschien im Verlag
Tyndale House Publishers, Inc., Wheaton, Illinois,
unter dem Titel „A Promise Kept“.

Aus dem Amerikanischen übersetzt von Susan-Beate Zobel.

Best.-Nr. 815 609
ISBN 3-89437-609-0
1. Auflage 1999
2. Auflage 2000
Gestaltung und Satz: Ursula Stephan
Coverfoto: Bavaria
Druck und Verarbeitung: Ebner Ulm
Printed in Germany

Das vorliegende Buch ist all denen gewidmet,
die Muriel mit nahezu ebenso großer Liebe geliebt hat wie mich.
Sie sind die Früchte unserer gegenseitigen Liebe:
Mardi, Bob, David, Jan, Amy und Kent.

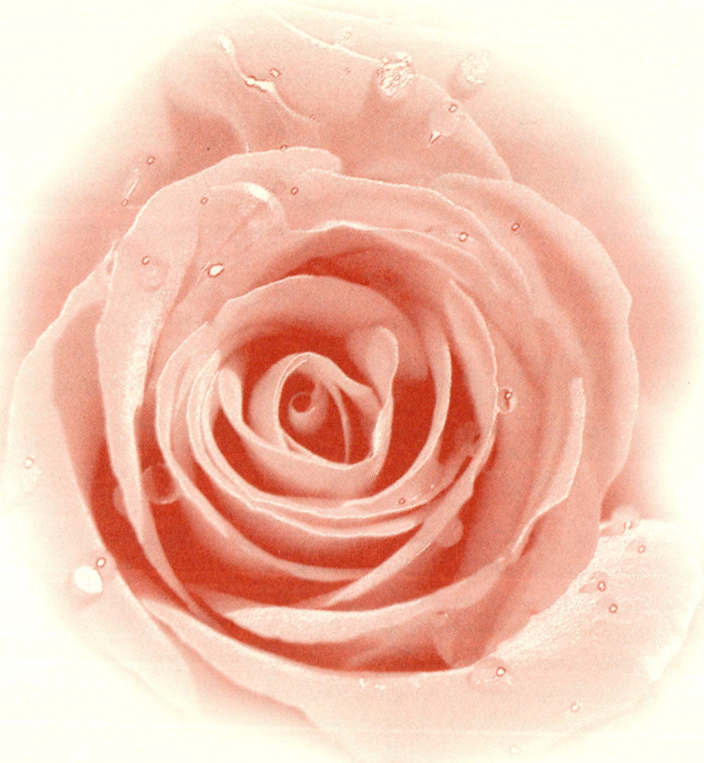

Inhalt

ROBERTSON McQUILKIN

Wenn Liebe hält, was sie verspricht

Die Geschichte einer großen Liebe …
und einer Krankheit, die alles zu zerstören droht

Schulte & Gerth

Bedingungen anders handeln müssen, könnten deshalb Schuldgefühle entwickeln, wenn sie dieses Buch lesen. Ich hoffe also inständig, dass mich niemand missversteht. Mein Anliegen ist einzig und allein, die Schönheit der Liebe in einer langjährigen Ehebeziehung darzustellen. Ich möchte hingegen in keinster Weise irgendeine bestimmte Art der Versorgung pflegebedürftiger Angehöriger propagieren.

Trotz all meiner Bedenken ließ ich mich schließlich dazu überreden, einen kleinen Ausschnitt aus meinem letzten Lebensabschnitt mit Muriel aufzuschreiben. Ich hoffe, es wird einige Leser in ihrer Situation ermutigen.

Alle Begebenheiten, die ich in diesem Buch schildere, entsprechen der Wahrheit. Ich habe lediglich zum Schutz der betroffenen Personen einige Namen geändert.

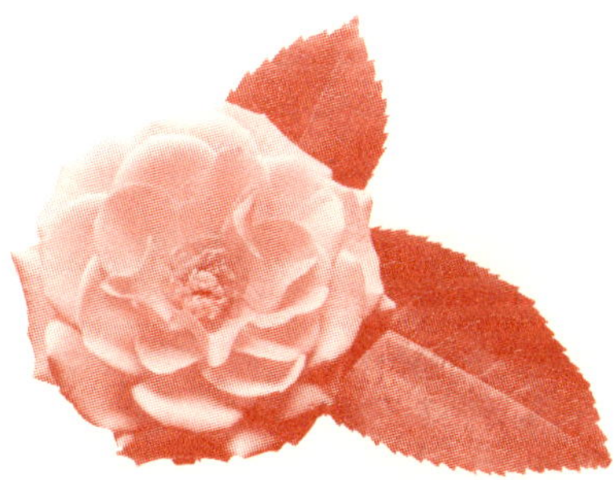

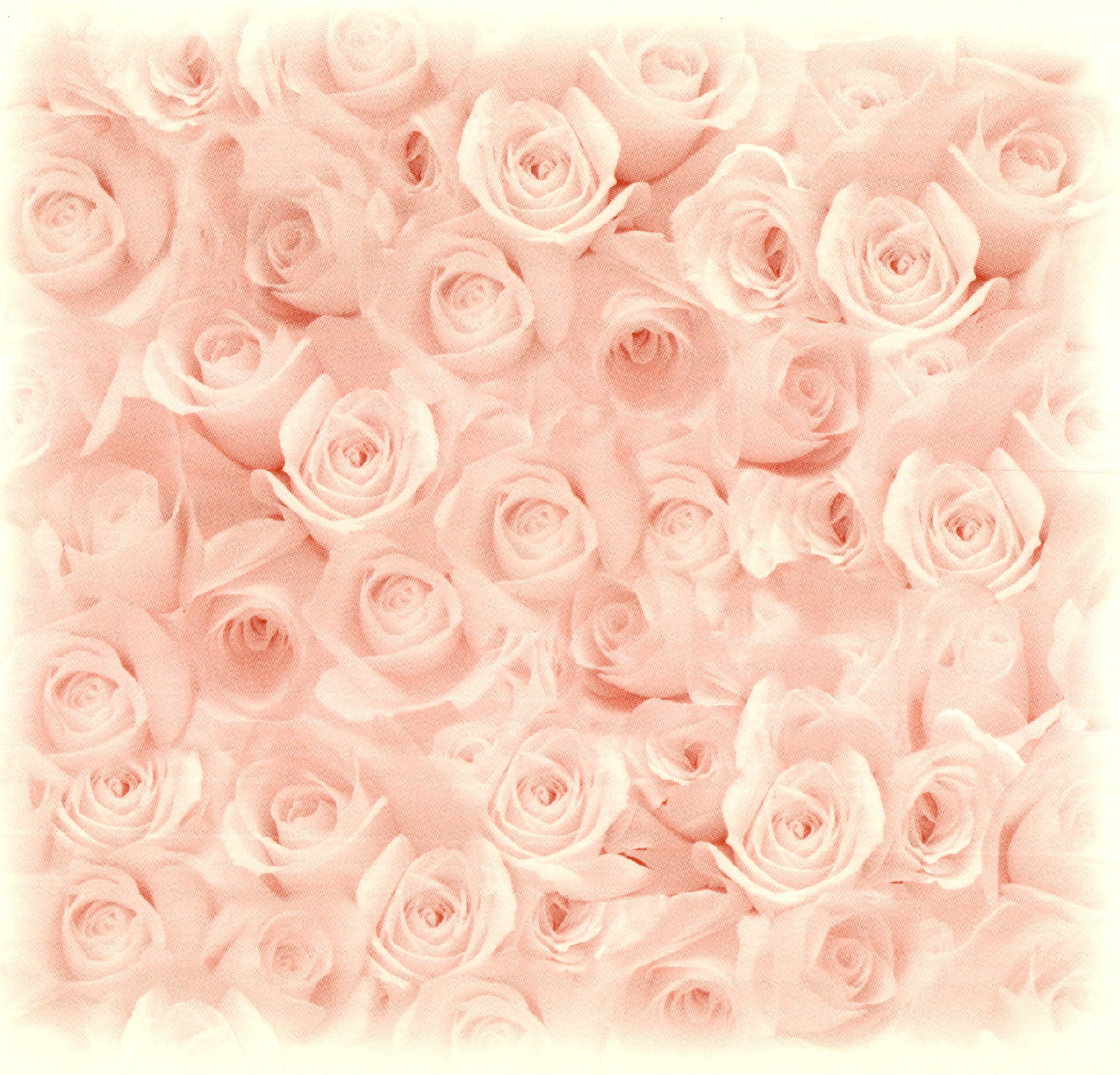

In Gesundheit und Krankheit

Dank

Es gibt einige gute Gründe, die gegen die Veröffentlichung unserer Geschichte sprechen, denn eigentlich schätze ich es gar nicht, wenn mein Privatleben im Rampenlicht steht. Erst als ich wiederholt darum gebeten wurde und einige Freunde mich sanft, aber bestimmt dazu drängten, begann ich, über die Geschichte von Muriel und mir zu sprechen und auch zu schreiben. Nachdem dann in einer Zeitschrift ein Artikel über uns veröffentlicht worden war, erreichte mich eine Flut von Briefen. Anscheinend wollte Gott durch unsere Erfahrungen einige Leute ermutigen. Zögernd willigte ich deshalb schließlich ein, dieses Buch zu schreiben.

Andererseits bewogen mich die vielen Reaktionen auf diesen Artikel auch wieder zur Zurückhaltung und ließen mich danach fragen, warum andere Menschen meine Geschichte für so außergewöhnlich hielten. Es gibt doch so viele Menschen, die Ähnliches erleben. Und deshalb ist es mir gar nicht recht, dass meine Geschichte immer wieder erzählt wird und ihre dagegen überhaupt keine Erwähnung findet. Und wie viele Menschen tragen sogar an einer noch viel schwereren Last und tun dies mutig und unermüdlich. Ihre Erlebnisse sind genauso erzählenswert.

Außerdem fürchte ich mich davor, dass manche Leser unsere Geschichte falsch deuten könnten. Man könnte vermuten, ich halte meine Art, meiner Frau zu dienen, für die einzig richtige. Andere Menschen, die unter anderen

Es war im Sommer 1978. Wir besuchten gerade Freunde in Florida. Plötzlich fing meine Frau Muriel an, eine Geschichte zu erzählen, die sie knapp fünf Minuten zuvor schon einmal zum Besten gegeben hatte. Erstaunt unterbrach ich sie. Doch sie lachte nur und fuhr mit ihrer Geschichte fort.

Eigenartig, dachte ich, *das hat sie doch noch nie gemacht*.

Von da an geschah das immer wieder, wenn auch noch nicht sehr häufig. Muriel war damals fünfundfünfzig Jahre alt.

Drei Jahre später wurde sie wegen einer Routineuntersuchung an ihrem Herzen für kurze Zeit in einem Krankenhaus aufgenommen. Ein junger Mediziner nahm mich während eines Besuches bei ihr beiseite und meinte: „Sie sollten sich darauf einstellen, dass Ihre Frau womöglich die Alzheimersche Krankheit hat."

Ich war wütend und verletzt. *Diese jungen Ärzte*, dachte ich, *was die sich alles einbilden und wie unsensibel sie dabei auch noch sind*.

Muriel war doch wie immer. Sie konnte immer noch alles tun, was sie all die Jahre auch schon getan hatte – fast alles. Nur das Bewirten unserer Gäste war ihr nicht mehr möglich. Das war für mich als Leiter einer großen theologischen Ausbildungsstätte durchaus ein Verlust. Muriel war immer eine phantastische Köchin und eine warmherzige Gastgeberin gewesen, doch nun fiel es ihr schwer, ein größeres Essen mit einem ausgefeilten Menü zu organisieren. Trotzdem erschien mir der Verdacht auf *Alzheimer* etwas weit hergeholt. Was war das überhaupt? Ich wusste fast nichts über diese Krankheit. Und dennoch blieb da eine gewisse Unsicherheit, die in meinen Gedanken umherspukte und mich Muriel ängstlich beobachten ließ.

Als dann ihr Gedächtnis mit der Zeit immer schlechter wurde, suchten wir Rat bei einem Neurologen aus unserem Bekanntenkreis. Nach einer ganzen Serie von Tests kam auch er zu dem Ergebnis, meine Frau litte an der Alzheimerschen Krankheit. Aber ich wollte es immer noch nicht glauben. Schließlich hatte Muriel keine der für diese Krankheit typischen Symptome des körperlichen Verfalls. Um uns letzte Klarheit zu verschaffen, wandten wir uns schließlich an eine Universitätsklinik, wo wir die besten Fachärzte konsultieren wollten.

Zu Beginn der ersten Untersuchung fragte der Arzt meine Frau: „Können Sie mir die Namen der vier Evangelien nennen?"

Hilfe suchend sah sie mich an. Für einen Augenblick schien mein Herz still zu stehen. Konnte sie das wirklich vergessen haben? Doch im nächsten Augenblick warf Muriel den Kopf zurück und lachte ihr helles, unbekümmertes Lachen. Natürlich wusste sie die Namen der vier Evangelien! Sie war wohl etwas nervös gewesen, das war alles.

Dann wurden unsere Freunde aktiv. Laufend kamen sie mit guten Ratschlägen zu uns. Einer schwor auf Vitamine, der nächste sprach von intensivem Gebet, wieder andere empfahlen uns alle möglichen Medikamente. Manche hatten von einem besonderen Spezialisten gehört, einem Wunderheiler oder einer Superklinik. Sie meinten es alle gut, keine Frage. Doch ich

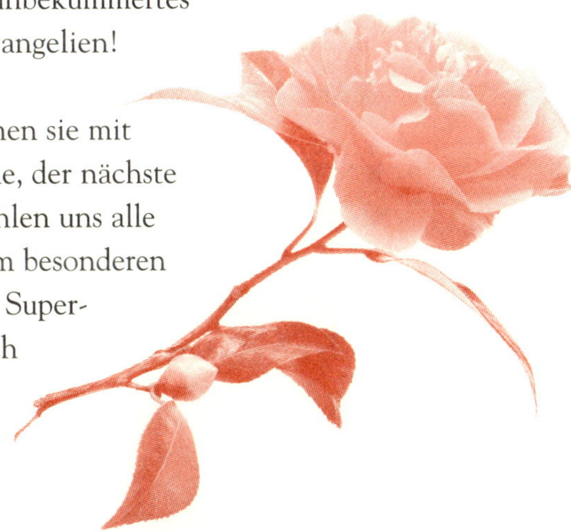

hatte weder Zeit noch Lust, so vielen Anregungen nachzugehen. Im Gegenteil, wir beschlossen, uns einfach in die Situation zu fügen. Wir wollten uns nicht auf die verzweifelte Suche nach einem Wundermittel machen. Ganz gelassen wollten wir die Sache angehen – und Gott vertrauen, dass er an Muriel ein Wunder tun würde. Oder an mir. Wir waren uns sicher, dass er entweder sie heilen oder mich befähigen würde, mit ihr diesen Weg der Krankheit zu gehen.

Jetzt ist es also soweit

Es gibt so viele Menschen in unserer kaputten Welt, die weitaus schwerere Lasten zu tragen haben als ich. Für einige von ihnen bete ich regelmäßig.
Ich habe zum Beispiel einen Freund, dessen Tochter drogenabhängig ist.

Immer wieder muss sie in psychiatrische Kliniken zum Entzug. In den Zeiten dazwischen beginnt und beendet sie eine Beziehung nach der anderen. Seit Jahren geht das schon so. Mit wessen Baby mag sie wohl diesmal schwanger sein?

Und da ist das Ehepaar in unserem näheren Bekanntenkreis, wo sich beide nur noch bekämpfen. Sie lieben sich schon lange nicht mehr. Andere haben Kinder, die mit der Lebensweise ihrer Eltern nichts mehr zu tun haben wollen und alle christlichen Werte über Bord geworfen haben. Wenn ich an all diese Freunde denke, dann erscheint mir mein eigner Schmerz gering. Und trotzdem erlebe auch ich schwere Augenblicke …

Seit vielen Jahren schon war meine Frau eine beliebte Moderatorin einer allmorgendlichen Radiosendung. Eines Tages luden mich die Verantwortlichen des Senders zu einem Gespräch ein. Ich wusste zu diesem Zeitpunkt bereits, dass sie ab und zu ein Band, das meine Frau besprochen hatte, nicht ausstrahlen konnten. Aber andererseits sah ich auch die vielen Briefe, die als Reaktion auf Muriels ermutigende Worte kamen. Ja, wir wussten sogar von Geschäftsleuten, die ihre Vormittage so planten, dass sie meine Frau hören konnten, obwohl Muriel ihr Programm eigentlich speziell auf Frauen ausgerichtet hatte.

Ich ging also zu diesem Termin. Die drei Herren, die mit mir an einem Tisch saßen, wirkten sichtlich nervös. Keiner schien so richtig mit der Sprache herausrücken zu wollen. Endlich ahnte ich, was ihr Anliegen war. Wollten sie mir vielleicht mitteilen, dass in diesem Augenblick ein wichtiger Lebensabschnitt meiner Frau zu Ende ging? Dabei hatten sie uns noch vor wenigen Monaten begeistert von den Zukunftsplänen des Senders erzählt.

Sie brachten es nicht über die Lippen.

„Haben Sie mich eingeladen, um mir mitzuteilen, dass Muriel mit ihrer Sendung aufhören muss?", fragte ich die drei endlich.

Sofort machte sich auf ihren Gesichtern Erleichterung breit. Nun war die Katze endlich aus dem Sack.

Das war es also! Deshalb hatten sie mich hergebeten. Die öffentliche Arbeit meiner Frau war nun zu Ende. Keine Konferenzen mehr, Schluss mit Radio und Fernsehen. Ich hätte es eigentlich wissen müssen.

Muriel sah das jedoch überhaupt nicht ein. Gut, die Radiosendungen waren gestrichen. Aber sie sah keinen Grund, sich nicht weiterhin als Gastrednerin einladen zu lassen. Zwar kam sie nach jeder Veranstaltung enttäuscht und verwirrt nach Hause, denn es waren ihr die Gedanken durcheinander geraten und es war alles schwierig und frustrierend gewesen. Und trotzdem dauerte es noch eine ganze Weile, bevor sie sich auch aus dieser Arbeit zurückzog.

Doch auch nachdem sie diese Tätigkeit aufgegeben hatte, war sie immer noch Seelsorgerin und Ratgeberin für viele junge Leute, war mit dem Auto unterwegs, ging einkaufen und schrieb Briefe an ihre Kinder. Manchmal waren ihre Briefe zwar etwas konfus, aber die Kinder schmunzelten nur darüber und sagten: „Mutti war schon immer ein bisschen verrückt."

Als Ersatz für ihre Tätigkeit als Radiomoderatorin fand sie nach einiger Zeit eine neue Aufgabe: Sie sprach für blinde Studenten Bücher auf Kassette. Die Aufnahmen sollten anschließend vervielfältigt und den Studenten als Lehrmaterial zur Verfügung gestellt werden. Doch die Kassetten wurden nie eingesetzt, was ich lange nicht verstand. Bis mir endlich klar wurde, was mit Muriel vor sich ging. Zuerst hatte sie die Fähigkeit verloren, in der Öffentlichkeit zu reden. Nun schien auch Lesen und Schreiben für sie schwer geworden zu sein. Jedes Mal, wenn sie ihr Versagen bezüglich einer ganz alltäglichen Tätigkeit bemerkte, war sie zunächst frustriert und enttäuscht. Aber sie ließ den Kopf

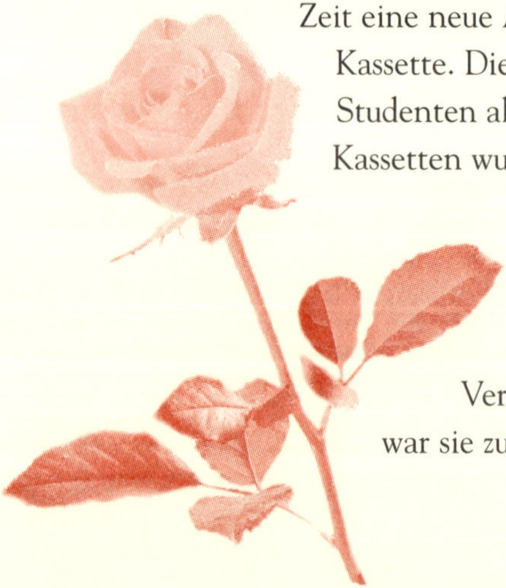

nicht lange hängen. Schon bald lachte sie darüber und versuchte es einfach noch einmal.

Muriel hat zu keinem Zeitpunkt wirklich begriffen, was mit ihr geschah. Nur manchmal, wenn im Fernsehen die Alzheimersche Krankheit erwähnt wurde, hörte ich sie gelegentlich murmeln: „Ich frage mich, ob ich das wohl auch einmal bekommen werde?"

Der Prozess ihrer schleichenden Veränderung schien ihr also selbst nicht bewusst zu sein. Für mich war er dafür umso deutlicher. Vor meinen Augen verschwand die lebhafte, phantasievolle und redegewandte Frau, die ich einst kannte. Ganz allmählich wurde es still und dunkel um sie her.

Ein Furcht erregender Prozess

Unterdessen ging meine Arbeit in vollem Umfang weiter. Eines Tages befand ich mich in einer Kirche im weit entfernten Pennsylvania, wo ich als Gastredner eingeladen war. Unmittelbar bevor ich dort die Kanzel betrat, erreichte mich ein Anruf. Muriel war in Panik. Sie hatte Angst, einen Herzanfall zu bekommen. Später stellte sich heraus, dass mit ihrem Herzen alles in Ordnung war. Trotzdem war dies für mich eine ernst zu nehmende Warnung. Muriel kam ohne mich nicht mehr klar. Ich begann deshalb von da an, sie auf meine Reisen mitzunehmen.

Es ist äußerst unangenehm, wenn einen plötzlich das Gedächtnis im Stich lässt. *Wo bin ich? Wie kann ich von hier nach Hause kommen? Wo ist mein Mann, meine einzige Sicherheit?*

Solange ich in der Nähe war, konnte Muriel sich sicher fühlen. War sie jedoch allein, versuchte sie meist mit der ihr eigenen fröhlichen Zuversicht, die vielen Rätsel zu lösen, die das Leben ihr aufgab. Aber nicht immer gelang es ihr, sich in dem Labyrinth zurechtzufinden, das der Alltag ihr bot.

1986 waren wir gemeinsam auf einer langen Dienstreise unterwegs. Muriel blieb während dieser Zeit stets in meiner Nähe. Wir besuchten Pakistan, die Philippinen und Taiwan und Muriel freute sich sehr über die vielen schönen und exotischen Dinge, die wir auf dieser Tour sehen durften.

„Durch dich habe ich so ein aufregendes Leben!", strahlte sie oft.

Dann kamen wir nach Tokio, der größten und verwirrendsten Stadt unserer Reise. Dort ließ ich Muriel für ein paar Augenblicke auf dem Zimmer allein, um eine Kleinigkeit zu erledigen. Ich beeilte mich sehr. Doch als ich zurückkam, war meine Frau verschwunden. Angst packte mich! Wie sollte ich sie in dem Gewirr von Straßen und verschlungenen Gässchen jemals wieder finden? Ich rannte die eine Straße hinauf und eine andere wieder hinunter. Kein erwachsener Mann rennt in Japan auf der Straße. Doch mir war alles egal. Hauptsache, ich würde meine Muriel wieder finden. Als ich zu einer Polizeistation kam, versuchte ich, den dortigen Beamten den Ernst der Situation zu erklären. Außerdem fragte ich Ladenbesitzer und Passanten, ob sie sie gesehen hätten. Alle schüttelten verneinend den Kopf. Muriel konnte in der kurzen Zeit doch nicht so weit gekommen sein! Und als große Frau mit heller Haut und hellen Haaren musste sie doch unter den zierlichen, dunklen Japanern auffallen.

Nach langem Suchen kehrte ich niedergeschlagen in unsere Unterkunft zurück. Wir wohnten damals in einem Missionszentrum. Ich war verzweifelt und voller Angst um meine geliebte Frau. Zum Glück war gerade der Leiter der Missionsstation da und hatte sogar Zeit für mich. Ich erzählte ihm von meiner Not und er betete mit mir für Muriel, als wir plötzlich dieses vertraute, helle Lachen hörten, mit dem Muriel so oft ihr Erscheinen ankündigte.

Sie selbst ahnte natürlich nichts von alledem, was ich wegen ihres Verschwindens durchgemacht hatte. Stattdessen erzählte sie voller Begeisterung von den Abenteuern, die sie in der Zwischenzeit erlebt hatte. Sie war losgegangen, um mich zu suchen. Dabei war sie auf einen Schulhof voller niedlicher Kinder geraten, die alle mit ihr reden wollten. Bis ein freundlicher Lehrer auf sie aufmerksam geworden war. Dieser rief dann ein Taxi, das sie schließlich wieder nach Hause gebracht hatte.

Mir wird immer ein Rätsel bleiben, wie der Taxifahrer wissen konnte, wo Muriel zu Hause war. Ob er wohl auf derselben Polizeistation nachgefragt hatte, bei der auch ich gewesen war?

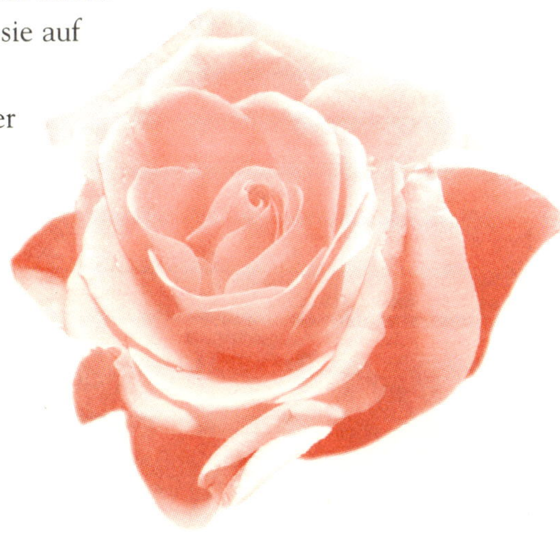

Und wieder einmal musste ich mich den Veränderungen anpassen, die ständig in ihr vorgingen. Es ging schließlich um Muriels Sicherheit. Einige Monate später waren wir in einem schönen Strandhotel untergebracht. Seit der Erfahrung in Tokio hatte ich Muriel praktisch nicht mehr aus den Augen gelassen. Nun spielte sie vor mir am Strand, während ich die nächsten Predigten vorbereitete. Sie saß im Sand und baute Burgen wie früher unsere dreijährige Tochter. Einst war Muriel eine sehr begabte, kreative Frau gewesen. Das sah man ihren Sandburgen auch immer noch an.

Ich musste wohl einen Augenblick zu lange mit den Augen auf meinen Notizen verweilt haben. Denn als ich wieder aufsah, war Muriel verschwunden! Ich rannte den Strand entlang und wusste nicht, welche Richtung ich einschlagen sollte. Je weiter ich in die eine Richtung lief, desto weiter konnte sie sich derweil in der anderen Richtung entfernen. Was sollte ich nur tun? Es war weit und breit keine Spur von ihr zu sehen.

Als ich viel später erhitzt und verzweifelt zu unserem Hotel zurückkehrte, erwartete mich Muriel in unserem Zimmer. Ein junger Mann hatte sie nach Hause gebracht. Er sei mit ihr die gesamte Uferpromenade entlanggefahren, bis er unser Hotel gesehen hätte.

Das grenzte an ein Wunder, denn hier sahen alle Hotels gleich aus! Selbst ich hatte Mühe, unser Hotel von den anderen zu unterscheiden. Diese Situation ließ mich nur noch

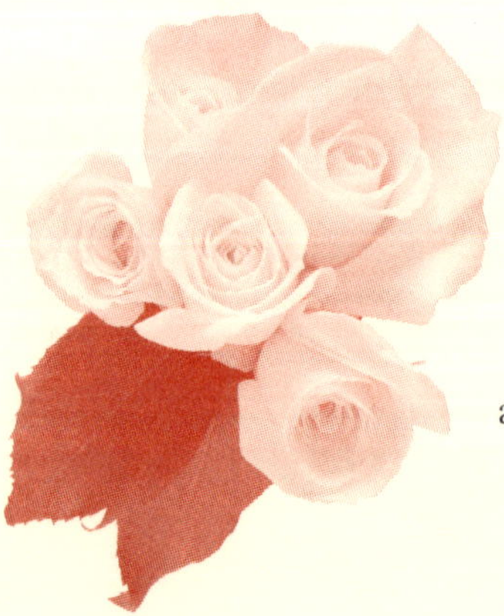

fester an die Existenz von Schutzengeln glauben. Schon früher hatten unsere Kinder immer gesagt: „Mutti hat vom lieben Gott nicht nur einen Schutzengel bekommen, für sie ist gleich eine ganze Truppe zuständig!"

Damals hatten wir oft darüber gelacht.

Rastlose Füße

Bald fing Muriel an, immer öfter von zu Hause wegzulaufen. Ich stellte deshalb Sandra ein, eine junge Frau, die bei uns wohnte und den ganzen Tag mit Muriel verbringen sollte. Doch sie blieb nicht lange bei uns.

War Muriel einst eine selbstständige, starke und fleißige Frau gewesen, so wurde sie jetzt ängstlich und unruhig, sobald ich das Haus verließ. Wenn sie mich dann nicht begleiten konnte, fühlte sie sich eingesperrt. An solchen Tagen schaffte sie es, Sandra mehrmals täglich zu entwischen und mich zu suchen.

Deshalb gewöhnte ich mir an, oft zu Hause anzurufen, auch wenn ich auf Reisen war. Damit hoffte ich, Muriels Ängste zu dämpfen und Sandra bei ihrer schwierigen Aufgabe zu unterstützen. Einmal war ich während dieser Zeit in Tansania, wo ich in einer Schule Vorträge halten sollte. Das nächste Telefon war jedoch viele Kilometer entfernt und deshalb verbrachte ich die meiste Zeit des Tages an einer staubigen Straßenecke bei diesem Telefon, um von dort eine Verbindung nach Hause zu bekommen. Als ich dann endlich durchkam, war Sandra am Ende ihrer Kräfte, denn Muriel ließ sich überhaupt nichts von ihr sagen. Beide verlangten, dass ich sofort zurückkommen solle.

Ich blieb jedoch zunächst noch in Tansania und erfüllte meinen Auftrag. Doch kaum war ich von dieser Reise zurück, kündigte Sandra. Ich hatte zwar beschlossen, Muriel von jetzt an auf jede Reise mitzunehmen und hatte gehofft, Sandra damit umstimmen zu können, aber ihr Entschluss stand fest. Sie hatte endgültig genug. Muriel dagegen war begeistert, als sie hörte, sie dürfe mich jetzt immer auf meinen Reisen begleiten.

Muriel war bis zum Ausbruch ihrer Krankheit eine begabte Malerin gewesen. Lange hatte sie davon geträumt, einmal nach London zu reisen, die Stadt, die für sie die Kunstmetropole schlechthin war. Ja, in ganz England waren eine Menge Kunstschätze zu besichtigen. Als ich dann eine Einladung nach England erhielt, beschloss ich, eine Woche mit Muriel in London dranzuhängen. Aber diese Reise kam für Muriel zu spät.

Mit großen Erwartungen fuhr ich mit meiner Frau als Erstes in die Tate-Galerie. Sie beherbergt unter anderem die weltgrößte Turner-Sammlung, einem der Lieblingsmaler von Muriel. Wie traurig war es für mich, als Muriel durch die Säle der Galerie eilte und die Bilder, die sie einst so sehr geliebt hatte, keines Blickes würdigte. Während unseres gesamten Aufenthaltes hatte ich beständig Mühe, mit ihr Schritt zu halten. Sie rannte schier durch Londons Straßen, rastlos und unruhig. Nur selten konnten wir einmal innehalten, um eines der schönen Bauwerke zu betrachten. Als wir am Parlamentsgebäude anlangten, wollte Muriel gleich zusammen mit der wartenden Menge ins Innere drängen. Aber die anderen hatten schon lange dafür angestanden. Ich wusste genau, dass Muriel niemals so lange ruhig in einer Schlange stehen würde. Wir machten also nur ein paar Fotos und gingen weiter.

Während unserer Tour durch London blieb ich einmal einen Augenblick lang vor einem alten Denkmal stehen, um es zu betrachten, und schon im nächsten Moment war Muriel verschwunden. Ich lief also zu dem nächsten Bobby, der nur wenige Schritte entfernt stand und alles beobachtet haben musste. Doch er verzog keine Miene. Er schien sich für mein Problem nicht zuständig zu fühlen. Wozu stand er eigentlich dort? Jedenfalls nicht, um auf eine grauhaarige und verwirrte amerikanische Touristin aufzupassen.

Ob sie der Schlange ins Parlamentsgebäude gefolgt war? Während ich an den geduldig wartenden Menschen entlanglief, gab es plötzlich am Eingang einen kleinen Tumult. Eine junge Frau in Uniform schob gerade meine Muriel heraus. Muriel hatte dieses Mal keine spannenden Abenteuer erlebt. Sie war nur beleidigt, weil diese Wachperson ihr es nicht erlaubt hatte, im Gebäude zu bleiben.

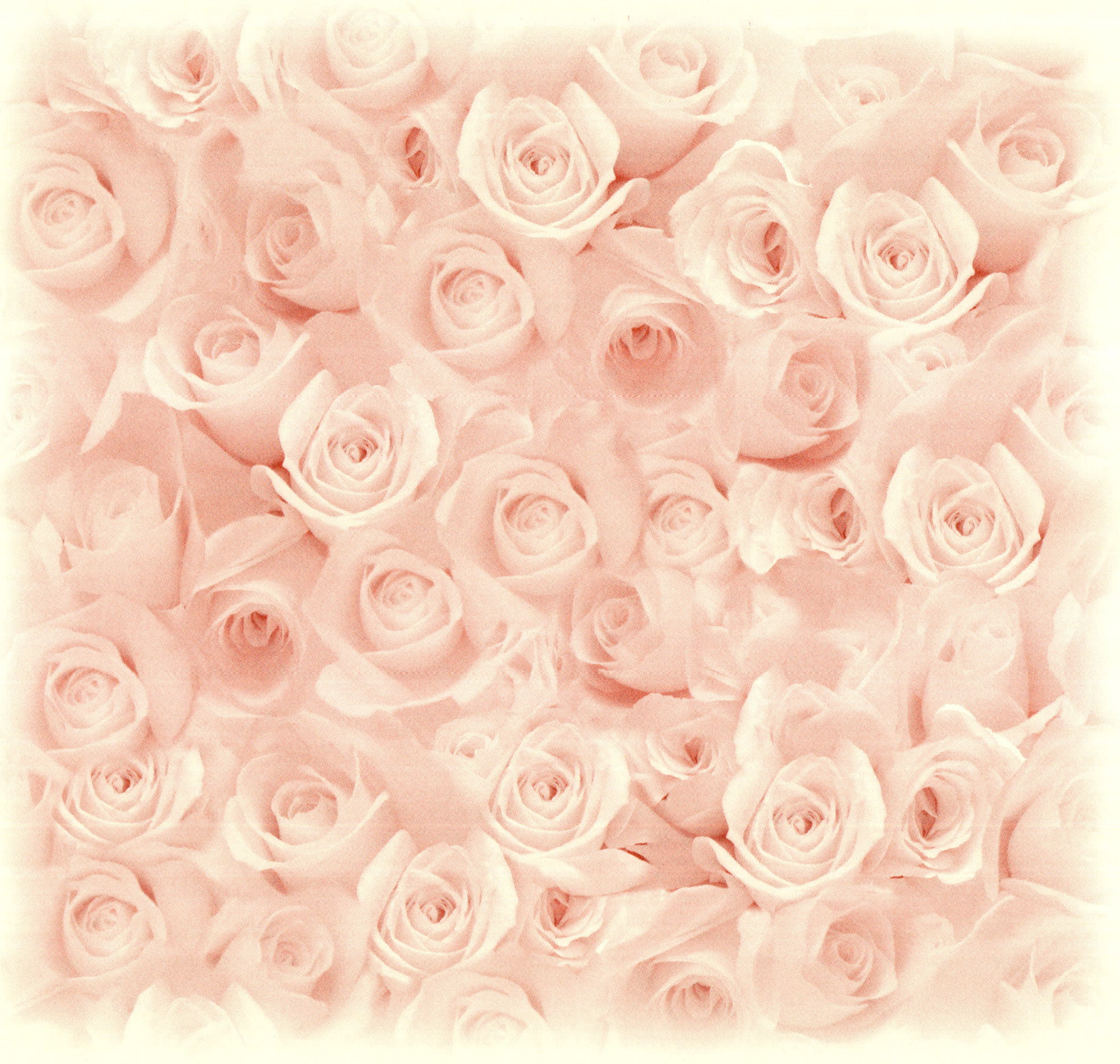

Zu lieben und zu ehren

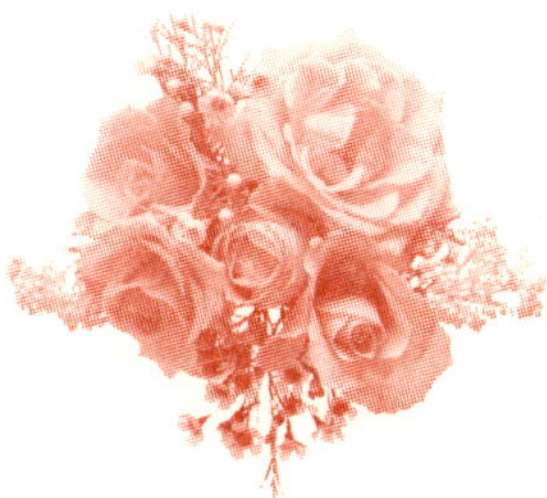

Es war wirklich eine große Herausforderung, Muriel zu beaufsichtigen. Besonders die Reisen waren oft nicht leicht zu bewältigen. Mein Verständnis für all die jungen Väter wuchs, die man auf Flughäfen verzweifelt vor den Damentoiletten warten sieht. Nach längerem unruhigem Warten fangen sie meist an, fremde Frauen anzusprechen, die gerade die Toilette verlassen: „Haben Sie zufällig ein sechsjähriges Mädchen gesehen?“

Auch das Flugpersonal beobachtete uns oft kopfschüttelnd, wenn ich mich zusammen mit meiner Frau in die winzigen Flugzeugtoiletten zwängte. Doch was blieb mir anderes übrig? Es war nämlich ziemlich unwahrscheinlich, dass Muriel den Riegel finden würde, um die Tür zu schließen. Ganz sicher würde sie ihn jedoch kein zweites Mal finden, um die Tür wieder zu öffnen.

Während einer unserer Reisen mussten wir auf dem Flughafen in Atlanta umsteigen. Doch unser Anschlussflug hatte Verspätung. Wir mussten also einige Stunden im Transitbereich des Flughafens zubringen, was für uns beide eine schwere Herausforderung war! Alle paar Augenblicke stellte Muriel dieselben Fragen: „Was machen wir hier?“, „Wann fliegen wir nach Hause?“, „Worauf warten wir eigentlich?“

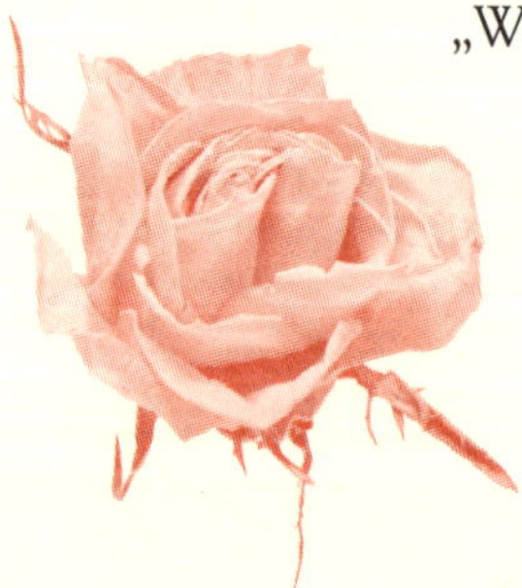

Sie konnte nur wenige Minuten still sitzen. Dann lief sie wieder los, im Sturmschritt durch das große Gebäude. Was suchte sie, was trieb sie? Sie war schon immer eine tüchtige Läuferin gewesen. Nun musste ich fast rennen, um mit ihr Schritt zu halten.

In der Wartehalle, zu der wir immer wieder zurückkehrten, saß eine Stewardess und arbeitete an ihrem Computer. Als wir wieder einmal von einem Rundgang zurückkamen, murmelte sie etwas vor sich hin. Da niemand außer uns an ihr vorbeigegangen war, vermutete ich, dass ihre Worte uns galten und sie über unsere Unruhe ärgerlich wäre.

„Entschuldigung, was haben Sie eben gesagt?", fragte ich vorsichtig.

Sie errötete und meinte: „Ich habe mich nur selbst gefragt, ob ich wohl jemals einen Mann finden werde, der mich so sehr liebt."

Ich muss mich entscheiden

Jahrelang quälte ich mich mit der Frage, wem ich den Vorrang geben sollte: Muriel oder meinen Aufgaben als Theologe? Sollte ich mich an den Satz Jesu halten: „Trachtet zuerst nach dem Reich Gottes …", und Muriel in einem Heim unterbringen?

Viele langjährige Freunde rieten mir dazu. „Muriel würde sich sicher bald an die neue Umgebung gewöhnen", redeten sie mir ermutigend zu.

Ich war mir da nicht so sicher. Wer würde sie dort lieben? Könnte ihr irgendjemand auch nur annähernd die Liebe geben, die ich für sie empfinde? Würde sie meine Liebe nicht vermissen? Zu oft schon hatte ich die leeren Blicke und die ausdruckslosen Gesichter der Patienten gesehen, die in ihren Rollstühlen aufgereiht auf die kurzen Besuche ihrer Angehörigen warteten. Muriel würde dort bestimmt nicht stillhalten, man würde ihr Medikamente geben oder sie sogar festbinden müssen.

Wenn ich als Christ Gott die erste Priorität in meinem Leben eingeräumt habe, dann habe ich damit auch gleichzeitig alle Aufgaben, die er mir anvertraut, an die erste Stelle gesetzt. Aber wenn sich die Aufgaben, die Gott mir gegeben hat, gegenseitig ausschließen, wird es schwierig.

Endlich wandte ich mich an den Vorstand der Universität und bat sie, einen Nachfolger für mich zu suchen. „Muriel braucht mich jetzt rund um die Uhr, deshalb werde ich aufhören zu arbeiten", teilte ich ihnen mit.

Als ich diese Entscheidung einmal gefällt hatte, war ich mir ganz sicher. Die Angelegenheit war völlig klar. Ich schrieb damals folgenden Brief an alle Mitglieder des Vorstandes:

Zweiundzwanzig Jahre sind eine lange Zeit, aber sie können auch sehr kurz sein. Mit welchen Worten soll ich mich von Menschen verabschieden, die ich nicht verlassen möchte?

Als ich mich damals vor die Wahl gestellt sah, diese Stelle hier anzunehmen, war dies eine der schwierigsten Entscheidungen meines Lebens. Zweiundzwanzig Jahre später ist im Vergleich dazu die Entscheidung, diese mir mittlerweile lieb gewordene Stelle aufzugeben, viel leichter. Gott hat mich in eine Situation geführt, die diesen nächsten Schritt klar vorgibt. Ich möchte Ihnen die Umstände meiner Entscheidung gerne genauer schildern.

Seit nunmehr zwölf Jahren verschlechtert sich der Gesundheitszustand meiner lieben Frau zusehends. Bislang war es mir immer noch möglich, ihre wachsenden Ansprüche an meine Fürsorge mit meiner leitenden Aufgabe dieses theologischen Seminars zu vereinbaren. Doch in jüngster Zeit wird es immer offensichtlicher: Bin ich zu Hause, geht es Muriel gut – lasse ich sie jedoch alleine, fürchtet sie sich und ist verwirrt. Die Angst, sie hätte mich verloren, treibt sie auf die Straße, wo sie versucht, mich zu finden. Ich kann es nicht länger von der Hand weisen: Sie braucht mich den ganzen Tag über in ihrer Nähe.

Als ich vor den Studenten meinen Rücktritt bekannt gab, erklärte ich meinen Entschluss mit folgenden Worten: „Die Entscheidung zu diesem Schritt habe ich bereits vor zweiundvierzig Jahren getroffen, als ich versprach, für Muriel in Gesundheit und in Krankheit zu sorgen, bis der Tod uns scheidet.“

Vor den Studenten und Kollegen erklärte ich, dass jetzt die Zeit für mich gekommen sei, diesen Teil des Versprechens umzusetzen. Dabei ist dies nicht nur der Anspruch an mich selbst, der ich einmal mein Wort gegeben habe. Meine Entscheidung ist auch eine Frage der Fairness. In all den Jahren hat Muriel immer für mich gesorgt, wobei sie oft ihre eigenen Interessen hinter meinen Bedürfnissen zurückgestellt hat. Auch wenn ich sie jetzt die kommenden vierzig Jahre pflegen würde, bliebe ich immer noch in ihrer Schuld. Sicher, Pflicht und Schuldigkeit können kalt und berechnend sein, doch es gibt *einen weiteren Grund, der alles andere überwiegt: Ich liebe Muriel von ganzem Herzen. Es ist schön für mich, in ihrer Nähe zu sein. Sie vertraut mir auf eine wunderbare, kindliche Art. Ihre Liebe wärmt meine Seele. Manchmal fallen ihr schlagfertige und witzige Sprüche ein, über die wir miteinander herzlich lachen können. Trotz ihrer schwierigen, sich ständig verschlechternden Verfassung hat sie ihre Fröhlichkeit und ihre Kraft nicht verloren. Es ist nicht allein meine Aufgabe, sie zu pflegen. Nein, vielmehr darf ich jetzt immer mit ihr zusammen sein. Es ist mir eine große Ehre, in der Nähe einer so wunderbaren Person leben zu dürfen.*

Die Erklärung meines Rücktrittes löste eine ungeheure Welle von Reaktionen aus, mit denen ich nie gerechnet hätte. Lange verheiratete Eheleute erneuerten ihr Eheversprechen und Pastoren erzählten ihren Gemeinden von uns. Ich konnte mir das nicht erklären, bis mir ein Spezialist für Krebserkrankungen, der ständig mit schwer kranken, pflegebedürftigen Menschen zu tun hat, folgende Erklärung gab: „Fast alle Frauen pflegen ihre Männer bis zum Schluss, aber ganz selten kommt es vor, dass Männer ihre Frauen versorgen."

Vielleicht war dies der Grund, warum unsere Geschichte so viel Aufmerksamkeit fand. Dieses total andere Verhalten zwischen Männern und Frauen ist leider eine traurige Tatsache. Und deshalb wurde mein einfacher Entschluss für viele zum Trost und zur Ermutigung.

Meine Entscheidung, für Muriel von nun an immer da zu sein, hatte jedoch nicht in erster Linie mit meinem Eheversprechen und

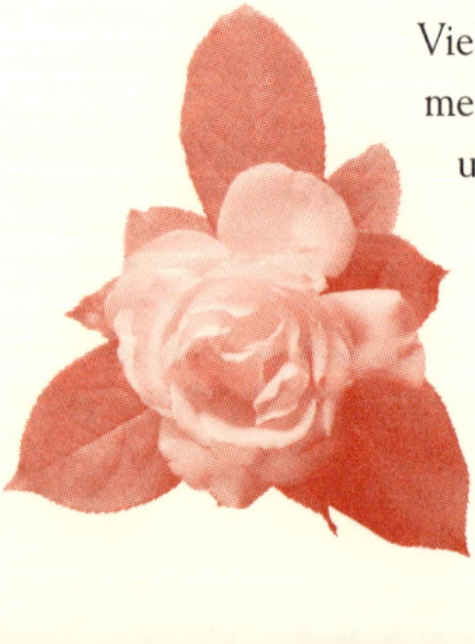

allem, was sie für mich getan hatte, zu tun. Muriel ist die Freude meines Lebens, auch gerade jetzt, während ich zusehen muss, wie sie ihren eigenen Verfall in großer Tapferkeit trägt. Jeden Tag erlebe ich neue, liebenswerte Seiten dieser wunderbaren Frau, die ich mein Leben lang geliebt habe.

Die Liebesgabe

Muriel liebte Blumen über alles. Nun begann sie, Blumen zu pflücken und war in allen Nachbargärten unterwegs, um unser Haus mit frischen Blumen zu schmücken. Nach einiger Zeit begann sie, auch im Haus Blumen zu pflücken. Jemand hatte uns eine hübsche Topfpflanze geschenkt, einige Osterglocken, die als Vorboten des Frühlings gedacht waren. Die Pflanze hatte zwei blühende Triebe und an jedem waren vier oder fünf herrliche Blüten und etliche Knospen. Eines Tages kam ich in unsere Küche. Auf der Fensterbank über der Spüle stand der eine Trieb – in einer Vase!

Ich hatte in den vergangenen Jahren immer mehr gelernt, mich in sie hineinzuversetzen und ihr Verhalten nicht zu kritisieren. Denn schließlich meinte sie es nie böse, es war nur unlogisch. Außerdem hätte sie es nach einigen Augenblicken ohnehin wieder vergessen, wenn ich es ihr erklären würde. Und trotzdem, als ich diese Osterglocken abgepflückt in der Vase entdeckte, konnte ich meine Enttäuschung nicht verbergen. Die Blüten würden nun vor ihrer Zeit welken und die Knospen würden sich nie mehr öffnen. Ich machte ihr Vorwürfe und bat sie eindringlich, den anderen Trieb nicht auch noch abzubrechen.

Am folgenden Tag kam unser jüngster Sohn Kent zu Besuch. Wir saßen auf der Veranda und ich erzählte ihm die Geschichte von den Blumen. Es tat mir so Leid, dass ich die Kontrolle über mich verloren und seine Mutter zurechtgewiesen hatte. Sie hatte mich nicht verstanden. Ich dagegen wusste doch, wie freundlich ihre Absicht gewesen war. Ich war also wegen dieses Vorfalls ziemlich zerknirscht. Während wir noch so redeten, schwang die Tür auf und Muriel kam zu uns. Mit einem liebevollen Lächeln ging sie auf mich zu. In ihren Händen trug sie ein Geschenk für mich. Strahlend legte sie den zweiten Osterglockentrieb vor mir auf den Tisch. Anschließend lächelte sie mich wortlos an und wandte sich wieder dem Haus zu.

Ich sagte einfach nur: „Danke."

Kent grinste: „Du machst dich, Papa!"

Ein anderes Mal waren wir gemeinsam beim Zahnarzt. Muriel sollte immer wieder den Mund öffnen und schließen, denn es musste eine neue Krone angepasst werden. Plötzlich kam sie mit der Bedeutung der Aufforderungen des Arztes durcheinander. Der Zahnarzt sagte: „Bitte aufmachen!" und sie presste die Zähne fest zusammen. Je mehr der Arzt auf sie einredete, desto fester biss sie zu. Schließlich wurde ich zu Hilfe geholt und versuchte, Muriel zum Öffnen ihres Mundes zu überreden. Alles, was Muriel verstand, war, dass wir alle nicht mit ihr zufrieden waren. Aber sie wollte es doch so gerne richtig machen, also presste sie daraufhin die Kiefer nur noch fester aufeinander. Als ich sah, wie sehr sie sich auf ihre vermeintliche Aufgabe konzentrierte, traten Tränen in meine Augen. Sie sah uns mit vor Angst aufgerissenen Augen an. Sie wollte so gerne tun, was wir von ihr verlangten. Wie sehr ich sie liebte!

Und Muriel liebte mich ebenso von ganzem Herzen. Es kam die Zeit, als sie nicht mehr in zusammenhängenden Sätzen sprechen konnte. Sie brachte nur noch Worte heraus, und diese ergaben oft keinen Sinn. So sagte sie zum Beispiel „Nein", wenn sie „Ja" meinte. Nur einen einzigen Satz konnte sie immer noch korrekt sagen. Und sie sagte ihn sehr oft: „Ich liebe dich."

Das waren für sie jedoch nicht einfach nur Worte – sie lebte danach. Als ich noch Leiter des Theologischen Seminars war, war es immer schwieriger geworden, sie ohne mich im Haus zu halten. Sobald ich zum Büro ging, folgte sie mir. Sie wollte immer bei mir sein. War ich nicht in ihrer Nähe, fürchtete sie sich, manchmal geriet sie sogar in Panik.

Unser Haus ist einen knappen Kilometer von der Bibelschule entfernt. An manchen Tagen ging sie zehn Mal diesen Weg hin und zurück, und zwar so schnell sie konnte. Wenn ich ihr dann abends beim Auskleiden half, hatte sie oft blutig wund gelaufene Füße.

Als ich unserem Hausarzt davon berichtete, schluckte er schwer. „Welch eine Liebe", sagte er leise. Dann fügte er hinzu: „Ich habe beobachtet, dass die Charaktereigenschaften, die wir im Laufe unseres Lebens entwickeln, unter solchen Bedingungen ganz besonders deutlich zum Vorschein kommen."

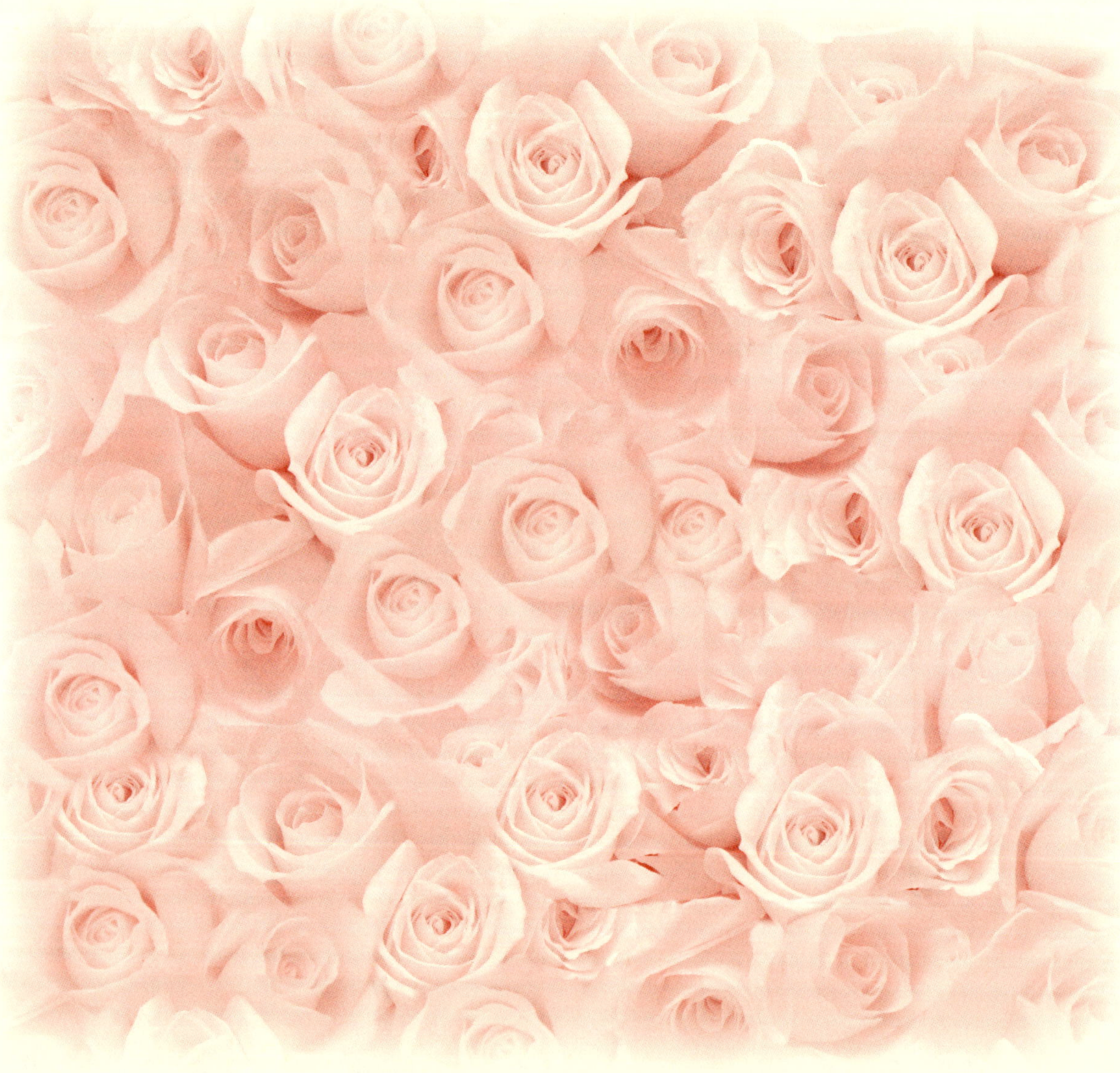

In guten wie in schlechten Tagen

Oft wurde ich gefragt: „Wie geht es dir?"
Dabei meinten die Freunde und Verwandten eigentlich: „Wie fühlst du dich?"

Ich wusste nie, was ich darauf antworten sollte. Irgendwo tief in meiner Seele ist dieser ständige Schmerz. Er wird mit jedem Tag, an dem ich wieder ein Stückchen meiner geliebten Frau hergeben muss, schlimmer. Sicher, wenn ich sie nie gekannt hätte, würde ich jetzt auch alleine sein. Aber ich habe sie gekannt, deshalb fühle ich mich so schrecklich verlassen. Die Einsamkeit der Nächte – ist es der Schmerz um den Verlust meiner Frau, oder ist es vielleicht auch mein eigener Schmerz, der Schmerz dessen, der zurückgelassen wird?

Ein Teil meines Schmerzes rührt daher, dass ich ihr so wenig helfen kann. Je mehr ihre Krankheit fortschreitet, desto hilfloser werde ich. Das tut mir weh.

Und dann ist natürlich auch das meiste, was eine Ehe eigentlich ausmacht, zwischen uns nicht mehr möglich. Vielleicht zielt die Anteilnahme meiner Freunde auch in diese Richtung. Wie komme ich damit klar, Stück für Stück meine Partnerin zu verlieren?

In einer Zeitschrift fand ich einmal folgende Aussage: „Ich brach die Beziehung ab, als meine Bedürfnisse nicht mehr befriedigt wurden."

In dem Artikel wurden folgende Bedürfnisse in einer Ehe aufgezählt: Kommunikation, Verständnis, Bestätigung, gemeinsame Interessen, sexuelle Erfüllung – und so weiter. Es war eine lange Liste. Der Rat des Schreibers war: „Wenn diese Grundbedürfnisse nicht befriedigt werden, wird die Trennung unausweichlich."

Für mich jedoch werden jetzt alle diese Dinge bedeutungslos. Lange Zeit versuchte ich, mir für jeden Bereich, den Muriel nicht mehr ausfüllen konnte, eine Lösung zu überlegen. Doch als Muriels Krankheit immer schneller fortschritt, nahmen meine unerfüllten Bedürfnisse wöchentlich, manchmal sogar täglich zu. Ich konnte mir also nicht mehr schnell genug Alternativen überlegen.

Eine Zeit lang hat es uns beiden zum Beispiel Spaß gemacht, Lebensmittel einkaufen zu gehen. Doch als Muriel dann anfing, die Einkaufswagen anderer Kunden voll zu packen und damit in den langen Gängen zu verschwinden, hörte der Spaß schlagartig auf. Ich fing nun an, mit Muriels Freundinnen über Kochrezepte zu sprechen und mich beschäftigte die Frage, welches Haarschampoo man nach einer Dauerwelle am besten benutzt. Ich suchte Menschen, die mir Tipps geben konnten, wie man eine Person füttern oder baden kann, die das absolut nicht möchte. An meine einstigen Bedürfnisse konnte ich dabei kaum noch denken.

Was ich entdecken durfte

Die Alzheimersche Krankheit raubte mir nicht nur Stück für Stück meine Frau, auch von meinem gewohnten Leben blieb immer weniger übrig. Meine Arbeit veränderte sich. Ich hatte kaum noch Gelegenheit, die Einladungen als Redner entgegenzunehmen. Meistens arbeitete ich zu Hause. Wodurch mein Horizont immer enger wurde. Außerdem quälte es mich, mit ansehen zu müssen, wie meine geliebte, lebensfrohe Partnerin immer weniger wurde.

Doch mitten in diesem schmerzhaften Prozess machte ich eine wunderbare Entdeckung. Während Muriel zunehmend auf mich angewiesen war, bekam unsere Liebe eine Tiefe, die wir bis dahin nicht gekannt hatten. Muriel wusste nichts von den Veränderungen, die sich in ihr vollzogen, aber sie reagierte auf meine wachsende Fürsorge mit Dankbarkeit und froher Zufriedenheit. So wurde mir die Pflege dann auch nicht schwer. Meine Liebesdienste galten meiner überaus liebenswerten Frau. Während ich mein Leben als gefragter Redner aufgeben musste, entdeckte ich eine Schönheit in unserer zurückgezogenen Gemeinschaft, die mir sehr kostbar wurde. Ich lernte eine Liebe kennen, die voller und reicher war als alles, was ich bis dahin erlebt hatte. Die Bedingungen, die uns in gegenseitiger Abhängigkeit aneinander fesselten, wurden zu einem Band, das unsere Herzen immer enger miteinander verknüpfte.

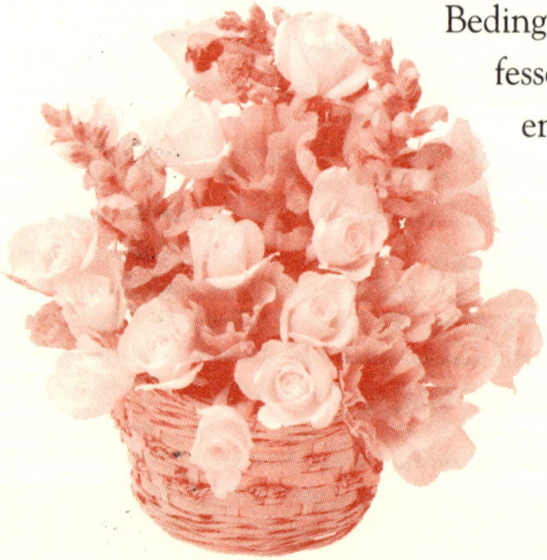

Niemals war je ein Mensch so auf mich angewiesen wie jetzt meine Muriel und nie wurde meine Hilfe freudiger aufgenommen. Was ich mit Muriel erlebte, wurde für mich zu einem Symbol für die Beziehung, die Gott sich mit uns Menschen wünscht. Er möchte ständig die Fülle seiner Liebe über uns ausschütten. Vielleicht hat

Gott seine Beziehung zu uns Menschen bewusst so entworfen, um in uns diese Dankbarkeit und Liebe zu wecken, die mir jetzt in Muriel begegnete. Wenn ich nicht bei ihr war, konnte sie meine Abwesenheit nicht ertragen; sie vertraute mir in allen Dingen und liebte es, von mir versorgt zu werden. Ist es vielleicht so, dass sich Gott meine Haltung ihm gegenüber genau so vorstellt?

Das war meine erste große Entdeckung. Mitten in einer Situation, die wir uns nie gewünscht hatten, erlebten wir eine große Freiheit. Wir konnten uns in tiefer, offener Liebe einander anvertrauen. Das sahen viele unserer Bekannten nicht, die unser Schicksal nur flüchtig kannten.

Doch ich machte noch eine weitere Entdeckung, die in eine ganz andere Richtung geht: Zertrennte Bande können sich in ein Gefängnis verwandeln. Das lernte ich aus der Post, die ich als Reaktion auf zwei Artikel erhielt. Meine Geschichte sprach die unterschiedlichsten Menschen an. Mich erreichten Briefe von Lesern, deren Angehörige pflegebedürftig sind, andere fürchteten sich davor, selbst einmal hilflos zu werden, und einige berichteten mir von ähnlichen liebevollen Erfahrungen. Aber ich bekam auch Besuche und Briefe von Menschen, deren Ehepartner sie in der Not im Stich gelassen hatte.

Wir leben heutzutage in einer Zeit, in der die Selbstverwirklichung zu den höchsten Idealen zählt. Um sich selbst zu finden, müsse man frei und ungebunden sein, so lautet das vorherrschende Denken unserer Gesellschaft. Wenn Verantwortung, Hingabe und Beziehungen uns einengen, dann meinen wir das Recht und die Pflicht zu besitzen, diese Bande zu zerreißen.

Doch das ist ein Trugschluss. Wer glaubt, sich auf diese Weise Freiheit verschaffen zu können, wird sich nur in größerer Unfreiheit verstricken. Ich musste mit ansehen, wie viele Freunde und Bekannte sich für diesen Weg entschieden, ihr Eheversprechen brachen und die persönliche Freiheit vorzogen. Sie gerieten in Bindungen, die unsichtbar, vielleicht sogar unbewusst blieben. Doch diese Bindungen verhinderten die weitere, freie Entwicklung ihrer Persönlichkeit. Ihnen war es nun unmöglich, die Güte und Liebe Gottes mit einem reinen, offenen Herzen zu empfangen. Jesus sagte dazu: „Wer sein Leben behalten will, der wird es verlieren."

Wer aber um Jesu willen seine eigenen Interessen hintanstellt, wird das wahre Leben finden. Nur in Jesus erleben wir Freiheit und die Befriedigung all unserer Bedürfnisse.

Eines Tages kamen zwei junge Ehepaare zu mir. Die Frauen hatten einen meiner Artikel gelesen, waren davon tief bewegt und hatten ihn daraufhin an ihre Männer weitergegeben. Nachdem diese ihn gelesen hatten, fragten sie sie: „Würdest du das auch für mich tun?"

Beide Männer antworteten mit „vielleicht", was die Frauen sehr enttäuschte.

Wenn ich so etwas höre, lächele ich für gewöhnlich nur milde und denke bei mir, dass es sich nur um einen dieser typischen, harmlosen Konflikte handelt, die junge Ehepaare miteinander austragen müssen. Aber leider habe ich so viele zerbrochene Ehen gesehen, dass ich mir doch Gedanken mache.

Da ist zum Beispiel dieses Ehepaar, das vor dem Scherbenhaufen seiner Ehe stand. Die Frau hatte sich einen Rechtsanwalt genommen und die Scheidung eingereicht. Eine ihrer Freundinnen gab ihr meinen Artikel zu lesen. Weinend sagte sie: „Wenn mich mein Mann je so geliebt hätte, dann wäre es nie so weit gekommen.“

Nachdem die Scheidung dann rechtskräftig geworden war, erklärte sie: „Mein Mann hat die Ehe eigentlich schon damals aufgelöst, als er beschlossen hat, dass ich nicht mehr zu den Prioritäten seines Lebens gehöre.“

Jeder von ihnen kämpfte um seine eigene Freiheit, doch am Ende waren sie die Gefangenen ihrer eigenen Bitterkeit. Ihr Vertrauen war zerbrochen, ihr Zuhause existierte nicht mehr, ihre Mitarbeit in der Gemeinde war zu einem Ende gekommen, ihr ganzes Leben war ruiniert.

Aber nicht nur eine gescheiterte Ehe kann eine verletzte Seele in das Gefängnis der eigenen Bitterkeit führen. Ich höre auch immer wieder von Menschen, die sich ihren hilfsbedürftigen Angehörigen entziehen oder ihre Pflicht so widerwillig tun, dass es für den Kranken und für sie selbst eine einzige Qual ist. Jedes dieser Schicksale macht mich traurig. Das alles wäre nicht nötig, wenn die Menschen wüssten, welche Freiheit in der Enge eines gehaltenen Versprechens liegt.

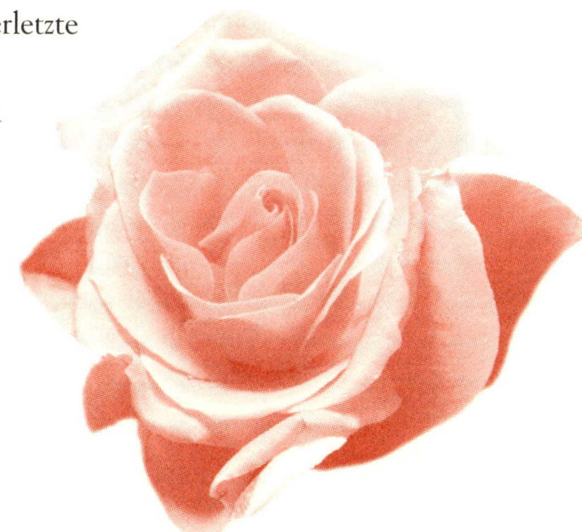

Das Leben ist einfach geworden

Muriels Pflege wurde immer mehr zu meiner eigentlichen Aufgabe. Ich hatte Freude an diesem Dienst. Nachdem wir uns mehr als vier Jahrzehnte lang geliebt hatten, erlebten wir nun eine ganz besondere Nähe. Während ich darüber nachdachte, entstanden die folgenden Zeilen. Muriel wird die Worte nicht mehr verstehen, aber ich hoffe, dass sie die Liebe, von der sie handeln, immer spüren wird.

Das Leben ist einfach geworden:
Das tosende Meer ist verstummt.
Nur eine Frage bleibt uns noch:
Sollen wir
Hand in Hand
auf die dunklen Wolken warten,
die sich am Horizont zusammenzieh'n?
Oder sollen wir,
nur langsamer werdend,
doch weitergeh'n,
und uns dem Wind entgegenstemmen?
Dein schwerer Weg
gibt mir die Kraft

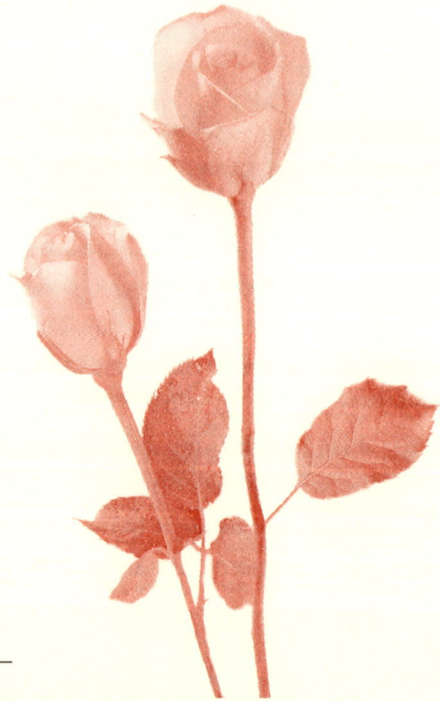

ein paar Mal noch
dagegen anzukämpfen.

Das Leben ist einfach geworden:
Was wir tun, zählt nicht mehr,
nur wer wir sind, hat noch Gewicht.
Ich bin deine Sicherheit,
meine Nähe ist dein Zufluchtsort.
Ich schütze dich vor den Stürmen,
die du tief im Innern spürst
und doch so wenig fassen kannst.
Ich schütze dich vor den Fratzen der Angst,
die hinter jeder Ecke lauern.
Und du –
erfüllt von froher Liebe,
erträgst geduldig jedes Leid.
Ich sehe und bewundere dich,
dein unbeirrtes Weitergeh'n gibt mir den Halt.
Wie du will ich sein, furchtlos und stark.
Das Leben ist einfach geworden:
Unsere Kämpfe sind zu Ende,
auch das Gespräch.

Was bleibt, ist wortlos tiefe Liebe,
in Zartheit und in Kraft,
die unser Herz erfüllt.
Sie wuchs im Sturm
und ist geläutert auch im Feuer,
stark ist sie, beglückend und rein.

Das Leben ist einfach geworden:
Gott gab uns beiden,
die wir stets so sehr beschäftigt waren,
Zeit, das Vergangene zu bedenken
und die Zukunft zu erwarten
in Hoffnung und Geduld.

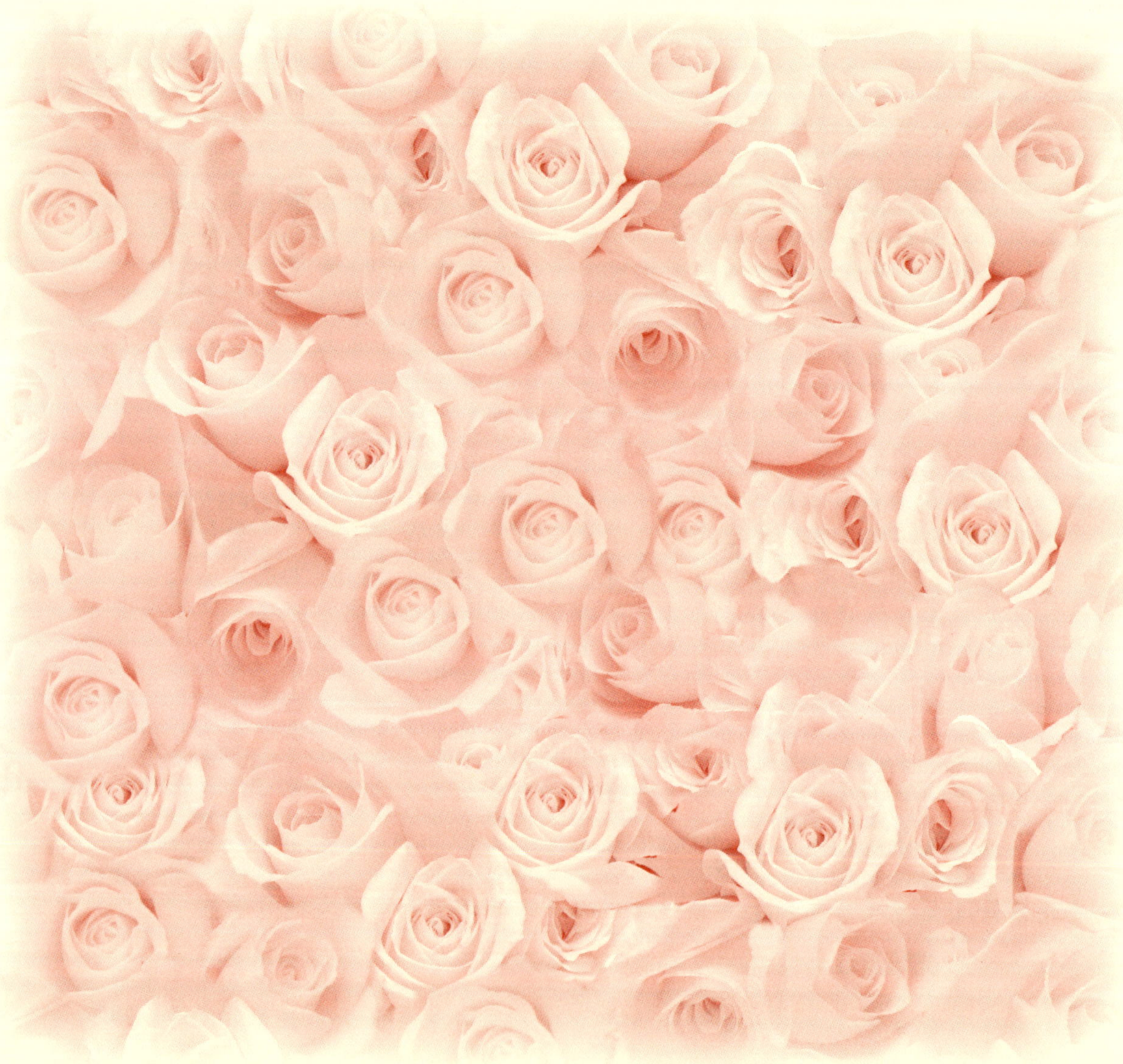

Von nun an

Eine junge Frau, die in ihrer Ehe viel Leid erlebt hatte, sagte mir einmal, was ich für Muriel täte, sei unvernünftig. Ich vermute, dass viele so denken wie sie; allein die Höflichkeit verbietet es ihnen, mir gegenüber ihre Gedanken auszudrücken. Manche halten mich für verrückt und deshalb will ich die Geschichte von Jerry erzählen.

Jerry holte mich am Flughafen ab. Wir waren schon seit Jahren Freunde. Ich schätze ihn als einen Mann, der von der Zuversicht in Gottes Güte erfüllt ist. Doch an diesem Tag war er anders als sonst. Wir gingen direkt in das Flughafencafé und setzten uns an den ersten freien Tisch, denn er musste mir dringend etwas erzählen. Eine schreckliche Veränderung ginge mit seiner Frau Betty vor sich und er wüsste nicht, was er tun solle. Ich habe ihn noch nie so verzweifelt und ratlos gesehen. Seine Frau zeige die Symptome der Alzheimerschen Krankheit, doch er hoffte inständig, dass es nicht diese schreckliche Krankheit sei. Er bat mich um Hilfe.

„Hast du dem Pastor und deinen Freunden in der Gemeinde davon erzählt?", fragte ich.

„Nein, ich habe bis heute mit keinem Menschen darüber gesprochen", antwortete er.

„Was sagen deine Kinder dazu?"

„Sie wissen von nichts."

Er wollte seine Frau nicht bloßstellen, zumal er selbst nicht sicher war, was mit ihr los war.

Ich blieb übers Wochenende bei Jerry und Betty. Die Atmosphäre in ihrem einst so harmonischen und glücklichen Heim war angespannt und ungemütlich. Verzweiflung lag in der Luft. Ich konnte kaum glauben, was ich sah. Ständig nörgelte Jerry an seiner Frau herum und wies sie auf jeden Fehler hin.

„Nein, du hast den Kuchen noch nicht serviert ... aber nein, das haben wir doch nicht in England gekauft, das ist doch aus Kanada ... das sind doch keine Eier!"

Betty schwieg wütend und verletzt. Bei der nächsten Gelegenheit nahm sie mich dann zur Seite und erzählte mir im Vertrauen, wie schrecklich ihr Mann zu ihr sei. Was sie sagte, war übertrieben und erfunden. Aber diese bösen Gedanken über ihren Mann quälten sie Tag und Nacht. Doch leider konnte nichts, was ich sagte, Betty erreichen.

Aber zumindest war Jerry fähig, mir zuzuhören und auch zu verstehen. Ich bat ihn eindringlich, sein Verhalten Betty gegenüber zu ändern. Er müsse sie bestätigen und ermutigen – nicht korrigieren. Und er solle ihre Krankheit auch nicht länger geheim halten. Wahrscheinlich hatten ohnehin die meisten in der Gemeinde längst bemerkt, was mit Betty los war. Wenn er seine Umgebung in die Situation mit einbezog, könnte er bestimmt mit liebevoller Unterstützung rechnen. Aber das Wichtigste war, dass er seine Frau nicht mehr kritisierte.

„Aber Robertson", wandte er ein, „wenn meine Frau total falsch liegt, soll ich denn dann einfach dazu schweigen? Das geht doch nicht. Ich habe schließlich mein Leben lang für die Wahrheit gekämpft."

Nachdem wir eine Weile miteinander gesprochen hatten, räumte er außerdem ein, wie schwer es ihm fiel, mitanzusehen, wie seine Frau sich immer weiter aus der Realität entfernte. „Manchmal würde ich sie am liebsten mit Gewalt zurückhalten", gestand er mir.

Ich versuchte mit allen Mitteln, die beiden zu ermutigen und zu beraten, aber ich hatte wenig Hoffnung für sie. Einige Wochen später ging Betty zu einem Neurologen. Als er ihr eröffnete, sie hätte die Alzheimersche Krankheit, war sie direkt erleichtert. Endlich wusste sie, was mit ihr los war. Nachdem die Diagnose nun feststand, wollten sie es auch der Gemeinde mitteilen. Jerry wünschte sich, dass Betty es selbst übernähme. Nach anfänglichem Sträuben erklärte sie sich dazu bereit. Am nächsten Sonntag stand sie vor der großen Gemeinde und erzählte allen von ihrer Krankheit.

Mehrere Monate später besuchte ich sie wieder. Ich traute kaum meinen Augen: Welch eine Veränderung hatte hier stattgefunden! Die beiden hatten die

Ausstrahlung eines frisch verliebten Paares. Betty war bereits ziemlich verwirrt, und dennoch korrigierte Jerry sie nie.

„Es war die größte Herausforderung meines Lebens, Bettys Fehler einfach stehen zu lassen. Ich musste mich grundlegend ändern“, erzählte mir Jerry.

Betty ihrerseits verriet mir, dass sie den liebevollsten, fürsorglichsten und verständnisvollsten Ehemann auf der ganzen Welt hätte.

Sie spielte oft Klavier. In besseren Tagen war sie eine begabte Musikerin gewesen. Eines Abends, als ich ins Wohnzimmer kam, saß sie am Klavier und sang in ihrer schönen Altstimme. Während ich ihr zuhörte, liefen Tränen über meine Wangen:

Ich sehe nur die Gegenwart,
weiß heute nicht,
aus welcher Kraft ich morgen leben soll.
Aber, geliebter Herr, ich traue dir,
du führst mich Schritt für Schritt auf meinem Weg.

Herr Jesus, halt mich fest.
Ich will den Weg gehn, den du selbst mir ausersehn.
Ewiger Gott, bewahre mich,
all meine Kraft und Hoffnung kommt aus dir.

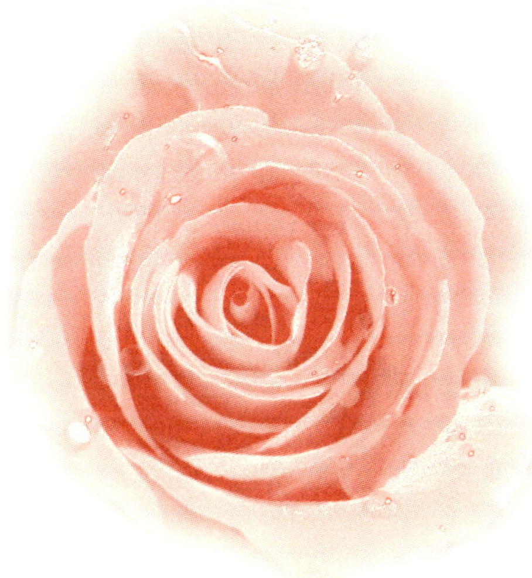

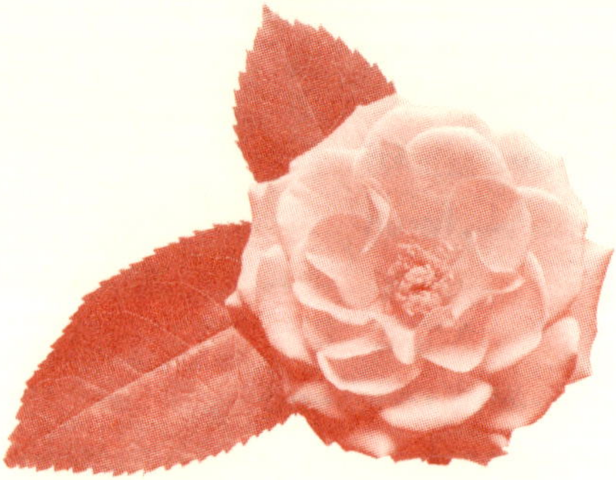

Finstere Wolken türmen sich,
ich kann den nächsten Schritt nicht sehn.
Doch glaubend geh ich auch im Dunkeln,
vertraue dir, du selbst behütest meinen Weg.

Herr Jesus, halt mich fest.
Ich will den Weg gehn, den du selbst mir ausersehn.
Ewiger Gott, bewahre mich,
all meine Kraft und Hoffnung kommt aus dir.
(Alfred B. Smith, © Singspiration Music 1956)

Leise betrat Jerry den Raum. Als er meine Tränen sah, umarmte er mich und wir weinten gemeinsam. Bewegt sagte er mir, dass er in seiner ganzen Ehe mit Betty nie so viel Liebe und Zärtlichkeit für sie empfunden hätte wie jetzt. Sie war auf ihn angewiesen und vertraute ihm von ganzem Herzen. Dafür liebte er sie. Es sei schwer zu beschreiben, fuhr er fort, aber oft sprachen Betty und er über ihre Liebe zueinander. Dann fanden sie Worte füreinander, die sie noch nie zuvor gehört hatten. Tatsächlich hätte Betty ihm auch gesagt, dass sie über ihre Krankheit nicht unglücklich wäre, weil sie als Ehepaar dadurch eine so tiefe gegenseitige Liebe erleben würden.

Die beiden haben eine Freiheit empfangen, die nur der Liebende erleben kann.

Wahre Liebe

Eines Tages erreichte ich meinen persönlichen Tiefpunkt. Zu dieser Zeit konnte Muriel noch stehen und gehen und wir benutzten noch keine Windeln. Damals passierten kleine „Unfälle“.

Wieder einmal kniete ich vor ihr und wischte den Boden. Sie stand neben der Toilette und verstand nicht, was los war. Wenn sie nur still gestanden hätte, wäre alles einfacher gewesen. Doch sie versuchte die ganze Zeit, mir zu helfen. Sie hörte nicht damit auf. Plötzlich riss mein Geduldsfaden und ich schlug sie gegen die Wade. Es war kein harter Schlag, aber sie war verblüfft. Und ich war sehr erschrocken. In über vierzig Jahren hatte ich sie nie wütend oder hart angefasst. Ich hatte auch nie daran gedacht, so etwas je zu tun. Niemals. Und jetzt, da sie ganz auf mich angewiesen war … Unter Tränen bat ich sie um Vergebung, nur sie verstand mich nicht. Also wandte ich mich an Gott und erzählte ihm, wie Leid mir mein Verhalten tat. Tagelang litt ich noch unter diesem Vorfall.

Nicht lange danach war ich wieder in der gleichen Situation. Ich kniete auf dem Badezimmerboden und versuchte, alles aufzuwischen. Muriel wollte unbedingt helfen. War nicht schließlich sie immer für solche Dinge zuständig gewesen? Aber jetzt waren mir ihre unruhigen Hände nur im Weg. Ich arbeitete so schnell ich konnte und wollte verhindern, dass sie alles nur noch

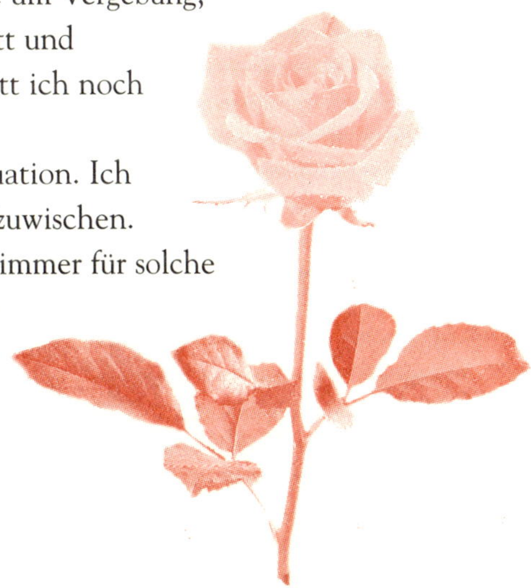

weiter verteilte. Gleichzeitig überlegte ich, wie ich ihr die schmutzige Wäsche ausziehen konnte, zumal sie sich meistens dagegen sträubte. Mitten in diese Situation hinein drang die Stimme aus dem Radio: „Ihr Männer, wenn ihr nach Hause kommt, seid ihr dann wirklich zu Hause? Seid ihr mit eurem ganzen Herzen zu Hause?“

Ich sah mich um und lachte. Doch, ich war wirklich vollständig zu Hause, mit ganzem Herzen und mit ganzer Hingabe. Und ich war es gerne.

Einmal fragte mich die Frau eines Studenten: „Sind Sie nicht manchmal müde?“

„Ja, jeden Abend. Dann gehe ich meistens schlafen.“

„Nein, ich meine, müde davon ...“

Stumm sah sie auf Muriel, die reglos und mit leeren Blicken neben mir im Rollstuhl saß.

„Nein, wenn Sie das meinen, nein. Ich sorge gerne für sie. Sie ist mir sehr kostbar."

„Ich könnte das nicht", meinte sie nachdenklich.

Wenn man so jung ist, kann man sich schwer in diese Situation hineinversetzen. Man liebt den anderen, weil er schön, jung, gesund, intelligent und zärtlich ist. Eine Liebe, die auch dann besteht, wenn von dem Anderen wenig zurückkommt, muss erst gewachsen sein.

Angeblich verpufft die Liebe, wenn die geliebte Person nicht mit dem Liebenden kommuniziert, an seinem Leben keinen Anteil nimmt und wenn es keinen körperlichen Kontakt mehr gibt. Immer wieder lese ich diese langen Listen, in denen aufgezählt wird, was jeder Ehepartner in die Beziehung investieren muss, um die Liebe am Leben zu erhalten. Wenn ich diese Kriterien auf Muriel anwende, dann schneidet sie sehr schlecht ab. Doch die Liebe ist größer!

Neulich war ich gerade dabei, das Abendessen zuzubereiten. Wieder einmal lief das Radio. Ein bekannter Geistlicher sprach gerade. Er sagte, einigen zuverlässigen Statistiken zufolge würden sieben von zehn Amerikanern ihren Ehepartner verlassen, wenn er oder sie eine unheilbare Krankheit bekäme. Dieses Verhalten käme jedoch bei Männern viel häufiger vor als bei Frauen. Wie würden die Männer in dieser Statistik abschneiden? Sind es vielleicht neun von zehn Männern, die gehen würden? Sie gehen dann, wenn sie am meisten gebraucht werden. Wie ist das möglich?

In einer Zeitschrift las ich einen Artikel mit der Überschrift: „Liebe lässt Alzheimer Patienten länger leben." Dort stand: „Was hat die Liebe damit zu tun? Eine Wissenschaftlerin, die Ehepaare untersuchte, bei denen ein Partner an der Alzheimerschen Krankheit litt, sagte, dass die Liebe eine wesentliche Rolle spiele."

Später hörte ich einen Vortrag dieser Wissenschaftlerin. Sie sagte, sie hätte siebenundvierzig Paare über zwei Jahre beobachtet. Mit hundertprozentiger Trefferquote konnte sie voraussagen, welche der Erkrankten früh sterben würden. Dazu hatte sie die Liebesbeziehung der Eheleute untersucht.

In einem anderen Vortrag hörte ich, dass es nur zwei Gründe gäbe, warum pflegebedürftige Angehörige in der Familie versorgt würden: Entweder es lägen wirtschaftliche Gründe vor oder die Pflegenden hätten ein schlechtes Gewissen dem Kranken gegenüber. Nach der Veranstaltung sprach ich die Rednerin an, denn ich konnte mir nicht vorstellen, dass es keine anderen Gründe gäbe. Aber sie blieb dabei. Schließlich fragte ich direkt: „Und was ist mit denen, die es aus Liebe tun?"

„Nun, die zählen wir zur Kategorie derer, die es aus schlechtem Gewissen tun."

So viel zum Thema „Liebe"!

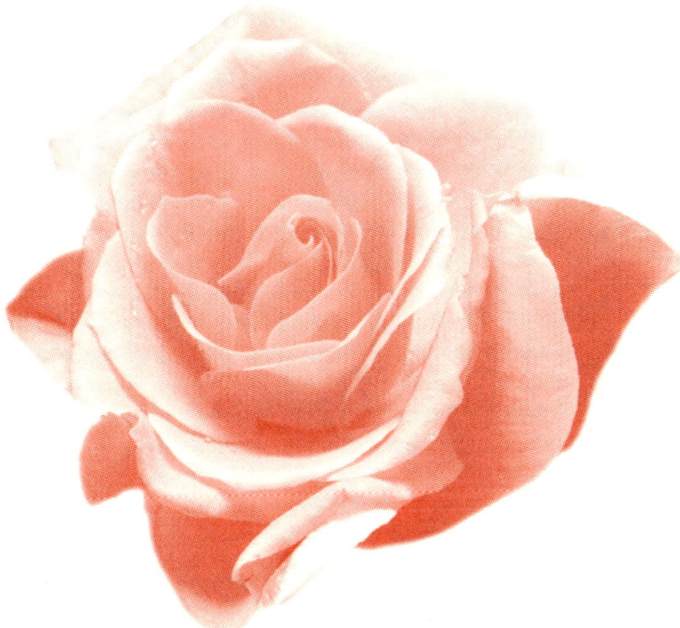

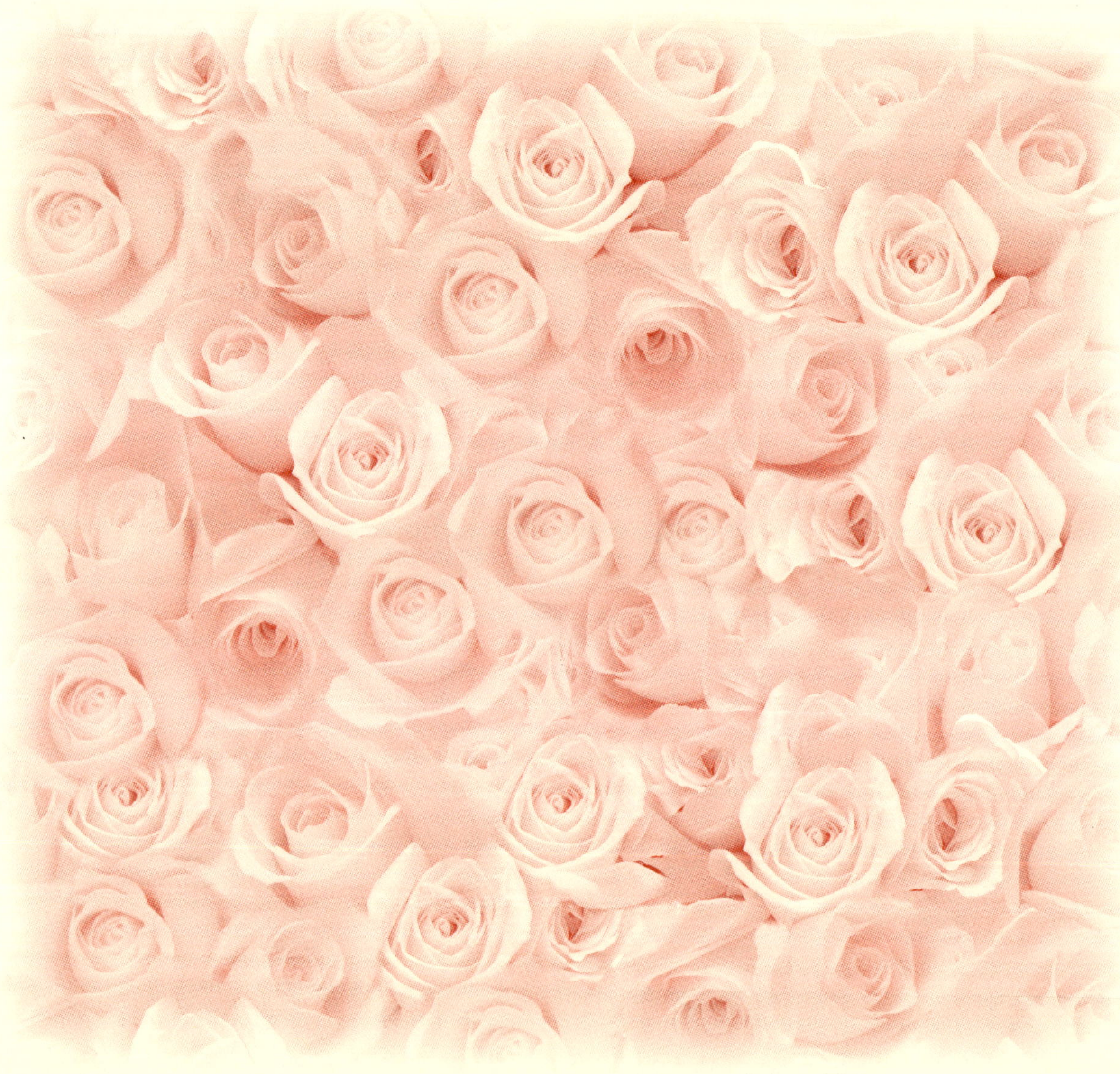

In Reichtum und Armut

Es fällt mir wirklich leicht, Muriel zu lieben. Sie ist durch und durch liebenswert. Aber was ist mit all den anderen Dingen des Lebens, die ich ebenfalls liebe?

„Vermissen Sie nicht manchmal die Uni?“, fragte mich ein Student, der mich eines Tages besuchte.

„Ich habe nie darüber nachgedacht“, antwortete ich ihm. „Aber wenn ich es mir recht überlege, nein, dann vermisse ich die Uni nicht.“

Es machte mir Spaß, kochen zu lernen und das Haus in Ordnung zu halten. Auch die Arbeit im Garten machte mir Freude.

Muriel hatte sich immer einen japanischen Garten gewünscht. Als ich noch arbeitete, hatte ich nie genug Zeit dafür gefunden, einen anzulegen. Nun war es eigentlich schon fast zu spät, denn sie konnte ihn nicht mehr richtig wahrnehmen, aber ich habe ihn trotzdem noch angelegt. In gewisser Weise war unser japanischer Garten ein Andenken an Muriel. Und ich arbeitete gern daran.

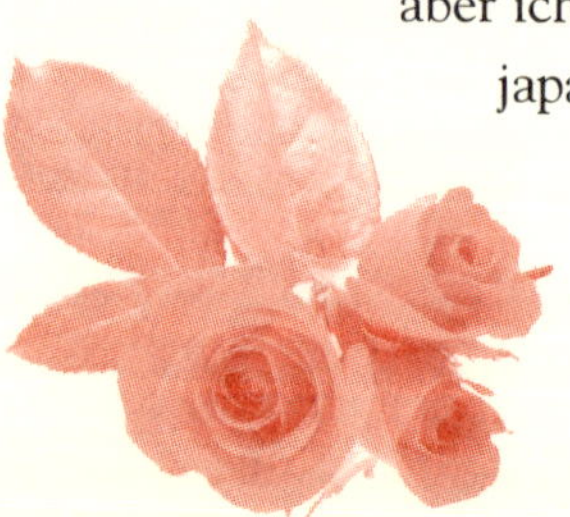

Außerdem machte es mir viel Freude, gelegentlich in einer Gemeinde in unserer Umgebung die Sonntagspredigt zu halten. Zudem fand ich nun endlich die Zeit, Artikel und Bücher zu schreiben. Nein, mir fehlte nichts.

Doch nachdem mein Besuch wieder fort war, konnte ich in jener Nacht nicht schlafen. Die Frage ging mir nicht aus dem Sinn. Endlich fasste ich meine Gedanken in ein Gebet: „Vater, du weißt, dass ich mit meiner neuen Aufgabe zufrieden bin. Ich erfülle sie gern. Aber eine Sache verstehe ich nicht. Wenn zum Beispiel beim Sport ein Spieler vom Platz gerufen wird und auf der Reservebank Platz nehmen muss, dann will der Trainer ihn doch offensichtlich nicht mehr auf dem Spielfeld haben. Du musst es mir nicht erklären, aber wenn es geht, würde ich doch sehr gerne wissen, warum ich nicht mehr mitspielen darf."

Auch am nächsten Tag dachte ich weiter über diese Frage nach. Zu jener Zeit konnte Muriel zwar noch gehen; sie war aber schon recht unsicher auf den Beinen. Wir gingen langsam und hielten uns an den Händen, während wir unseren üblichen Morgenspaziergang machten.

Ein Stück unseres Weges führte uns zwischen einer mit Unkraut überwucherten Böschung und einer Hauptverkehrsstraße entlang. Ich war immer froh, wenn uns auf diesem engen Pfad niemand begegnete, denn einer von uns hätte dann auf die verkehrsreiche Straße treten müssen. Doch an diesem Morgen hörte ich hinter uns schlurfende Schritte. Ich drehte mich um, sah einen Obdachlosen und dachte, er würde uns nicht erreichen, bevor wir wieder auf dem breiten, sicheren Teil des Weges wären. Aber er war schnell. Schon bald hatte er uns eingeholt, ging auf die Straße, überholte uns und trat vor uns wieder auf den Gehweg.

Dann drehte er sich zu uns um, während er rückwärts weiter ging. Lange sah er uns an, grinste schließlich und sagte mit seinem zahnlosen Mund: „Das ist gut. Das gefällt mir. Das ist wirklich gut. Ich mag das."

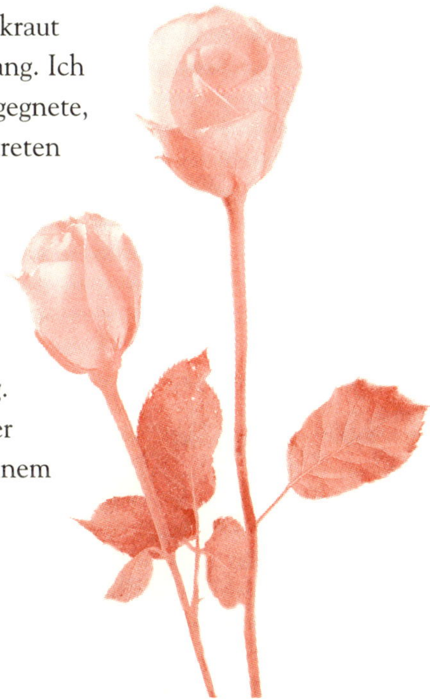

Im Weitergehen hörte ich ihn immer noch murmeln: „Das ist gut. Das gefällt mir."

Es war ein wirklich schöner Augenblick. Leise lachend freute ich mich über diese Ermutigung.

Als wir dann wieder in unserem kleinen Garten saßen, dachte ich immer noch an seine Worte. Plötzlich ahnte ich den Zusammenhang.

„Herr, redest du etwa durch einen betrunkenen Obdachlosen zu mir?", fragte ich laut. Und dann verstand ich alles. Natürlich, warum sollte Gott nicht durch diesen Mann zu mir reden? Er hatte mir die Frage der vergangenen Nacht beantwortet.

Gott sagte zu mir: „Das ist gut. Das gefällt mir."

Ich sitze zwar auf der Reservebank, aber Gott findet es gut und es gefällt ihm. Was brauche ich also mehr?

Das Geheimnis

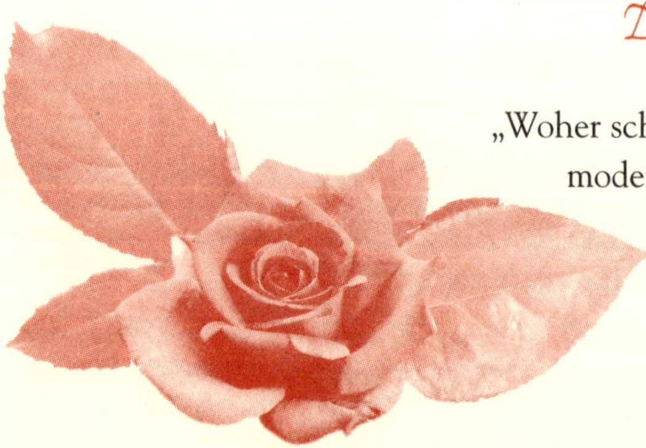

„Woher schöpfen Sie Ihre Kraft?", fragte mich der Fernsehmoderator. Ich wusste nicht, was ich sagen sollte. Ich hatte noch nie darüber nachgedacht.

Nachdem die Sendung aufgenommen worden war, setzte ich mich noch eine ganze

Weile mit dieser Frage auseinander. An erster Stelle fielen mir Dankbarkeit und Gebet ein. Wenn ich mein Leben betrachte, geht es mir wahrscheinlich besser als 95% der gesamten Weltbevölkerung. Ich weiß, dass meine Sünden vergeben sind, ich kenne einen freundlichen Gott, ich habe ein Zuhause, in dem oft gelacht wird. Ich habe Muriel um mich, die mir viel Freude bereitet. Es geht uns beiden gut – jedem auf seine Art. Ich bin ein gesegneter Mann und habe Grund, dankbar zu sein. Aber es gibt da noch etwas, was viel tiefer geht als das Aufzählen all der guten Dinge und Geschenke, die ich in meinem Leben erhalten habe.

Das Jahr 1992 war schwer für mich. Meine liebe Frau wurde mir immer mehr durch die Krankheit geraubt, unser ältester Sohn starb plötzlich durch einen tragischen Unfall und ich musste meine Arbeit aufgeben, als ich den Höhepunkt meines Lebenswerkes erreicht hatte. Ich machte Gott deswegen zwar keine Vorwürfe, aber mein Glaube verwandelte sich in Resignation. Die Freude, die mich sonst immer erfüllt hatte, vertrocknete zusehends. Mein Eifer für Gott war erstarrt. Es ging mir nicht gut, das wusste ich selbst. Muriel, die ich in diesen einsamen Stunden so sehr gebraucht hätte, hatte sich durch ihre Krankheit innerlich von mir zurückgezogen.

Doch während dieser Zeit vergaß ich nie, mit welcher Liebe Gott mich geliebt hatte. Selbst in den dunkelsten Augenblicken, wenn ich dachte, ich verliere den Boden unter meinen Füßen und falle in Abgründe des Zweifels, hatte ich immer diesen Halt. Gott hatte seinen geliebten Sohn für mich gegeben, das Kostbarste, was er besaß. Er hatte sich an meiner Stelle hinrichten lassen. Derselbe Gott, der mich so sehr geliebt hat, würde mich auch in dieser Situation nicht grundlos leiden lassen – das war mir auch zu diesem Zeitpunkt bewusst.

Trotzdem – eine einseitige Liebesbeziehung kann auf die Dauer unbefriedigend sein. Ich sehnte mich schmerzlich nach meiner Geliebten, nach der Gefährtin, die mir meine Frau einmal gewesen war.

Endlich erinnerte ich mich an ein Geheimnis früherer Tage. Damals war ich oft allein in die Berge gegangen, um mit Gott zu reden. Das versuchte ich jetzt auch wieder. Es gelang nicht auf Anhieb, aber nach einer gewissen Zeit konnte ich den Blick von meinen Nöten abwenden und mich auf Jesus konzentrieren. Und dann lernte ich es wieder, was ich früher schon erlebt hatte: Im Gebet hebt sich das betrübte Herz Gott entgegen.

Und ich habe auch noch andere Quellen, aus denen ich Kraft schöpfen kann, zum Beispiel Verwandte und Freunde. Leider leben unsere Kinder zu weit entfernt, um uns wirklich eine Stütze sein zu können, auch wenn sie uns herzlich lieben. Aber sie haben sich mittlerweile auf Wisconsin, Japan und Kalkutta verteilt, sodass ich oft die Eltern beneide, die täglich von ihren Kindern und Enkeln umgeben sind. Dafür sind nun aber meine Schwestern nach und nach aus allen möglichen Ländern der Erde in die Vereinigten Staaten zurückgekehrt und haben sich in unserer Nähe niedergelassen. Von ihnen erfahren wir sehr viel liebevolle Unterstützung. Dazu haben wir einige sehr gute Freunde, auf die wir uns ganz und gar verlassen können. Es wäre nicht richtig, wenn man Freundschaften nur mit dem Hintergedanken pflegen würde, sich eines Tages einmal auf sie stützen zu können. Das wäre keine wirkliche Freundschaft. Doch die Menschen, die in ihren starken Lebensphasen keine Beziehungen aufgebaut haben, werden im Alter sehr einsam sein.

Eine weitere Möglichkeit, mich zu erholen und neue Kraft zu tanken, ist das Eintauchen in meine Erinnerungen. Ich habe viele schöne Szenen und Bilder aus dem gemeinsamen Leben mit Muriel in meinem Gedächtnis gespeichert. Manchmal lasse ich mich in die Erinnerung eines besonders schönen Momentes fallen. Wie oft hat ihr so unnachahmliches Wesen eine ganz gewöhnliche Situation zu einer ganz besonderen gemacht. Ich kann auch immer wieder über bestimmte Szenen lachen, wenn ich daran denke, wie sie auf ihre eigene, unbekümmerte Weise an vieles herangegangen ist. Nicht immer löst eine solche Erinnerung frohes Lachen aus, manchmal wird sie auch von heißen Tränen begleitet.

Als Joy Gresham mit C. S. Lewis darüber sprach, dass ihre gemeinsame Zeit bald zu Ende ginge und sie sterben würde, wehrte Lewis diese unabänderliche Tatsache vehement ab. Er wollte nicht daran denken. Doch Joy antwortete darauf nur: „Der Schmerz ist Teil der Freude. Wir werden nicht darum herumkommen."

Genauso habe ich es auch erlebt. Anfang 1994 verlor Muriel die Fähigkeit, zu stehen und selbstständig zu essen. Dann blieb ihr

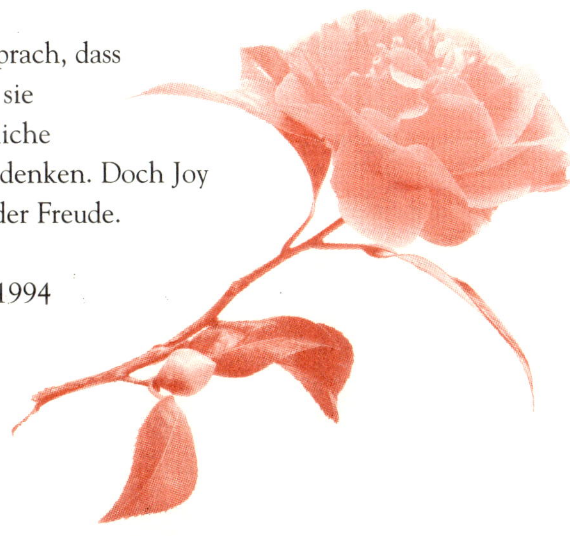

Zustand lange konstant. Erst im Sommer 1995 wurde ihre rechte Hand gelähmt. Es schien zunächst ein nebensächlicher Verlust zu sein, wenn man mittlerweile schon so viele Fähigkeiten aufgeben musste. Doch ich trauerte um ihre rechte Hand. Jedes Mal, wenn sie wieder etwas loslassen musste, war es so, als würde ein Teil von mir sterben. Diese geliebte Hand war einmal so kreativ, so liebevoll gewesen. Immer hatte sie fleißig für mich und für andere gearbeitet. Nicht nur in gesunden Tagen, auch während der Krankheit war ihre rechte Hand so wichtig geblieben. Wie oft hatte sie mit ihr meine Hand gehalten. Wenn ich sie umarmte, streichelte sie meinen Rücken. Und wollte ich etwas tun, das ihr unangenehm war, hat sie mich mit ihr weggeschoben. Wie sehr ich diese Hand vermisse!

Erinnerungen können schön und traurig sein.

Valentinstag

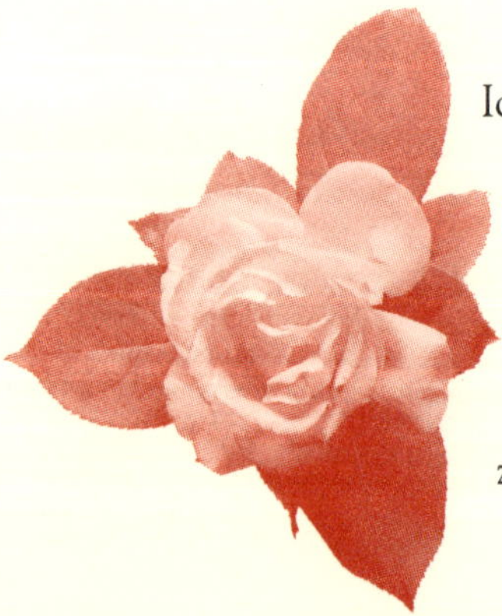

Ich erinnere mich gerne an die schlagfertigen Antworten, mit denen Muriel mir oft gekontert hat. Einmal hatte ich ihr vorgeworfen, dass sie auch nicht alles wüsste. Darauf hatte sie damals geantwortet: „Von wegen! Ich weiß nicht nur alles, ich weiß sogar Dinge, die gar nicht stimmen! Das ist mehr als alles.“

In einer anderen Situation hatte sie mich gebeten, etwas für sie zu erledigen. Ich hatte geantwortet, dass ich gerade schon etwas anderes zu tun hätte. Sie hatte daraufhin zurückgegeben: „Das ist aber ein Armutszeugnis, wenn du nicht mehr als eine Sache gleichzeitig machen kannst."

In diesen Dingen war sie einmal wirklich gut gewesen. Die meiste Zeit machte sie mehrere Dinge gleichzeitig und dabei gelang ihr alles hervorragend.

Aber sie hatte nicht immer den Anspruch, alles zu Ende zu machen. „Was sich nicht lohnt, mache ich auch nicht", war ein anderer Spruch von ihr. Sie hatte sich immer frei gefühlt, jede angefangene Arbeit auch wieder aufzugeben, wenn sie es für richtig hielt. „Was es verdient, erledigt zu werden, verdient es auch, gut erledigt zu werden? Von wegen! Die wenigsten Dinge verdienen es wirklich, gut erledigt zu werden."

Auch das war ihre Meinung.

Eines Abends, wir lagen schon im Bett, diskutierten wir noch heftig miteinander. Mit unbestechlicher Logik hatte ich dann schließlich unsere Auseinandersetzung gewonnen. Da stützte sie sich auf einen Ellbogen, sah mich mit ihren funkelnden grünen Augen an und erwiderte: „Eines musst du aber auch wissen. Logik ist nicht alles, Gefühle zählen auch."

Heute ist es so still geworden in unserem Haus. Was bleibt, ist die Erinnerung an solche Situationen. Muriel fiel immer etwas ein, sie blieb mir nie eine Antwort schuldig.

Seit Monaten habe ich kein Wort mehr von ihr gehört und es ist Jahre her, seit sie in zusammenhängenden Sätzen gesprochen hat. Gelegentlich versucht sie es und murmelt Laute, die keinen Sinn ergeben. Werde ich diese klare, schöne

Stimme je wieder hören? Die Radiohörer liebten ihre Stimme. Sie war einmal eine der Energiequellen meines Lebens.

Der Valentinstag hat für uns eine besondere Bedeutung. Es war am Valentinstag 1948, als Muriel zu meiner großen Frage „Ja" sagte. Am Valentinstag 1995 saß ich abends über einem Artikel zum Thema Alzheimer. Ich las, dass Alzheimer eine der grausamsten Krankheiten überhaupt sei, wobei es sich bei dem eigentlichen Opfer um die Pflegeperson handele. Komisch, als Opfer hatte ich mich noch nie gefühlt.

Ein Freund schrieb mir einmal: „Muriel weiß nicht mehr, wer du bist, sie weiß doch eigentlich überhaupt nichts mehr. Wäre es jetzt nicht an der Zeit, sie in ein Heim zu geben, damit du dein Leben wieder aufnehmen kannst?"

Vielleicht wird es einmal so weit kommen, wenn ich es gesundheitlich nicht mehr schaffe oder wenn sich Muriels Zustand derart verschlechtert, dass sie mehr Pflege braucht, als ich ihr geben kann. Aber im Moment brauchen wir einander noch.

Ich schrieb ihm zurück: „Kannst du dir nicht vorstellen, wie einsam ich ohne sie wäre?"

Auch Muriel ist nicht das Opfer ihrer Krankheit. An diesem Valentinstag, als ich darüber nachdachte, ob sich einer von uns als Opfer sehen muss, fiel mir eine besondere kleine Szene ein. Ich wechselte gerade ihre Kleidung. Für gewöhnlich war sie davon nicht sehr begeistert. Doch an diesem Tag lächelte sie mich währenddessen an. Ein schöner Gedanke schien sie zu beschäftigen.

„Du hast es gut", sagte ich zu ihr, „kein Wunder, dass du so schön lächeln kannst. Du musst dich um nichts kümmern, du hast vor nichts mehr Angst und nichts kann dich verletzen. Alles, was du brauchst, ist da. Du wirst geliebt und gepflegt. Und du kannst nicht einmal mehr sündigen."

An diesem Abend wusch ich Muriel im Bett, gab ihr einen Gutenachtkuss und betete mit ihr: „Lieber Jesus, du hast Muriel noch viel lieber als ich. Bitte bewahre sie heute Nacht und schenke ihr einen guten Schlaf."

Es gibt zwei Dinge, die Muriel immer noch Spaß machen: ein gutes Essen und meine Küsse!

Am nächsten Morgen saß ich auf unserem Heimtrainer am Fußende unseres Bettes und trat kräftig in die Pedale. Langsam wurde Muriel wach. Ich schwelgte wieder einmal mit meinen Gedanken in den schönen Erinnerungen an die Zeit, als wir noch ein junges Paar waren. Muriel war nun ganz wach. Sie lächelte mich an, wie sie es meistens tat. Und dann sprach sie. Zum ersten Mal seit vielen Monaten hörte ich ihre glockenreine, helle Stimme: „Lieb … lieb … lieb …"

Ich sprang von meinem Fahrrad, lief zu ihr rüber und umarmte sie. „Stimmt's, Liebling, du willst sagen, dass du mich lieb hast, ja?"

Sie sah mir fest in die Augen, streichelte meinen Rücken und suchte nach den richtigen Worten, um mir beizupflichten. „Ich bin lieb", kam es dann von ihren Lippen.

Möglicherweise waren das ihre letzten Worte.

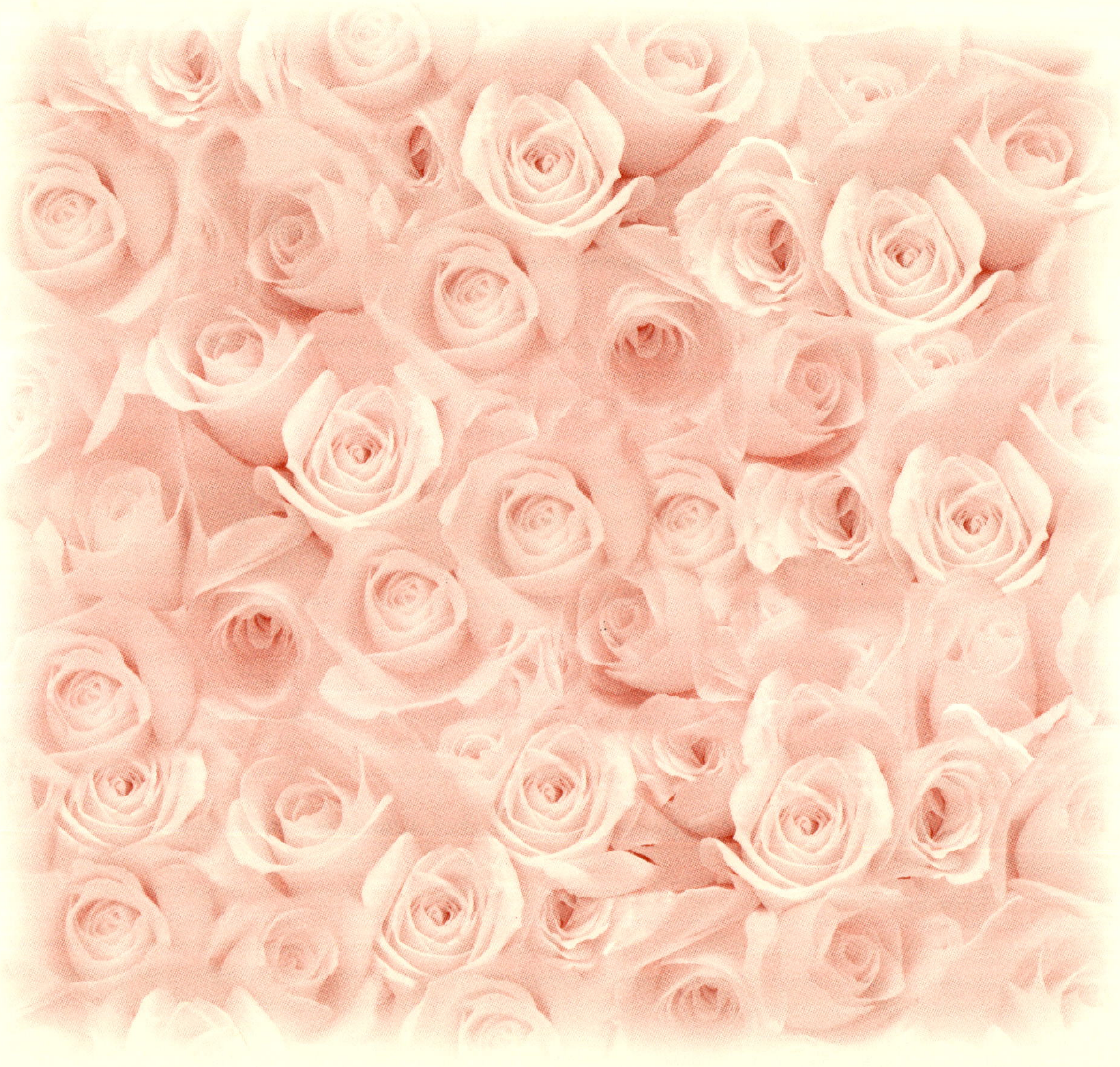

Bis dass
der Tod uns scheidet

Unsere Tochter Mardi schenkte mir zu Weihnachten 1994 ein Gedicht, in dem sie Muriels Geschichte in sehr schöne Worte fasste.

Wild blühten weiße Rosen
und füllten Mutters Herz.
Den Samen streute ihre Hand.
Aus klaren Quellen floss ihr Lachen,
erquickend stets für uns.

Sie hatte Schätze angesammelt:
Steine und Sonnenstrahlen,
Mondschein und süße Lieder.
Nichts Schönes ließ sie unbeachtet,
sie freute sich und hob es auf.

Was unecht war, entlarvte sie,
versenkte es im Meer.
Wo andre mühsam gingen, hüpfte sie,
leichtfüßig tanzte sie,
wo andere nur stehn.
Jetzt liegt im tiefen Schnee,
wo sie einst fröhlich war,
der Ort, so sanft erleuchtet
vom Glanz auf Mutters hellem Haar.

Nun ist sie oft nicht mehr bei uns,
die Hülle nur ließ sie zurück,
die pflegen und umsorgen wir,
doch Mutters Stimme ist verstummt.
Nur manchmal schaut sie noch vorbei,
lächelt uns an und sagt:
Da seid ihr ja, ihr Lieben,
schön ist es, euch zu sehn.
Dann wendet sie sich wieder
zu dieser großen, hohen Tür.
Man lässt sie dort nicht ein,
wiewohl sie sehr um Einlass bittet.
Sie kann die Engel sehn
und hört die Heil'gen singen.
Und leise flüstert sie:
Wann darf ich dort hinein?

Wenn ich diese Zeilen lese, muss ich meistens weinen. Wann darf sie dort hinein?

Eine schwere Entscheidung

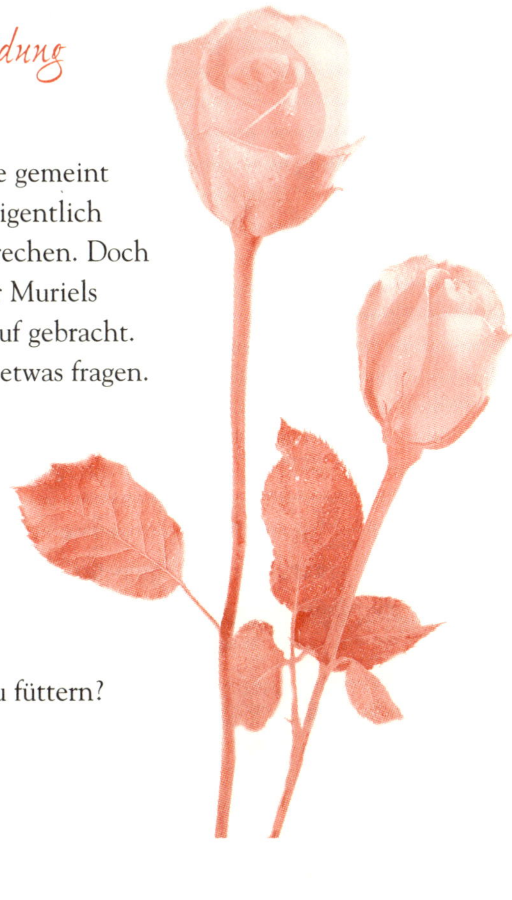

„Warum lassen Sie Ihre Frau nicht gehen?"

Zunächst verstand ich nicht, was mit dieser Frage gemeint war. Ich befand mich in einer Talkshow und sollte eigentlich über mein Buch zu Fragen der christlichen Ethik sprechen. Doch der Moderator hatte kurz zuvor meinen Artikel über Muriels Krankheit gelesen und hatte nun das Gespräch darauf gebracht. Man konnte in der Sendung anrufen und die Gäste etwas fragen. Nun sah ich mich plötzlich dieser Frage einer Zuschauerin gegenüber.

„Was meinen Sie mit ‚gehen lassen'?", fragte ich zurück.

„Kann Ihre Frau alleine essen?", präzisierte sie ihre Frage.

„Nein."

„Warum hören Sie dann nicht einfach auf, Sie zu füttern? Wäre der Tod nicht eine Erlösung für sie?"

Ich wollte etwas über Euthanasie sagen, über christliche Ethik und moralisches Gewissen, aber das interessierte sie nicht. Die Anruferin hatte in ihrer eigenen Familie auf die Ernährung schwerstkranker Angehöriger verzichtet und war von ihrem Ansatz felsenfest überzeugt.

Ich reagierte empört. Niemals würde ich aufhören, Muriel zu füttern. Oder vielleicht doch? Die Frage sollte mich später noch sehr beschäftigen. Denn es kam der Tag, an dem Muriel nicht mehr selbstständig schlucken konnte. Der nächste Schritt war jetzt, ihr eine Magensonde zu legen, um sie künstlich zu ernähren. Unser Hausarzt erklärte mir, dass es ein einfacher Vorgang wäre und dass es keine Frage sei, dies nicht zu tun.

Ich war plötzlich völlig verunsichert. Ginge es Muriel nicht wirklich besser, wenn sie endlich sterben könnte? Für mich wäre ihr Tod sehr hart, denn ich möchte sie behalten. Aber ist das nicht zu egoistisch gedacht? Vor vielen Jahren hatten wir einmal darüber gesprochen, wie wir uns verhalten wollten, wenn einer von uns schwer krank würde und keine eigenen Entscheidungen mehr treffen könnte. Wir waren uns damals einig gewesen: Ein maschinell verlängertes Leben kam für uns nicht in Frage. Wenn Gott uns zu sich rufen würde, wollten wir das Sterben nicht unnatürlich hinauszögern. Wir wollten es mit Paulus halten, der sagte: „Ich sehne mich danach, aufzubrechen und bei Christus zu sein – um wie viel besser wäre das!“ (Philipper 1,23). Auf Grund der damaligen Übereinkunft hatte ich jetzt mit dem Arzt vereinbart, sie nicht zu reanimieren, sollte ein lebenswichtiges Organ seinen Dienst aufgeben.

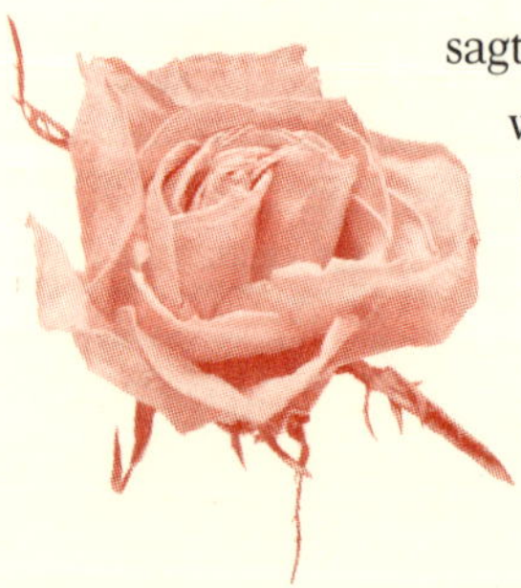

Aber wie soll man eine Magensonde in diesem Zusammenhang bewerten?

Ich fragte einen Freund, der Professor an einer Uniklinik ist. Im Gegensatz zu unserem Hausarzt ist er kein Christ. Vielleicht hatte er eine andere Meinung als unser gläubiger Arzt, der Muriel schon seit Jahren kennt und ins Herz geschlossen hatte. Doch auch dieser Professor sagte schlicht und ergreifend: „Selbstverständlich lässt man eine Magensonde legen, was denn sonst?"

Wenn beide Ärzte so klar reagierten, wie würde es mein Gewissen dann verkraften, wenn ich mich anders entschiede? Ich wusste nicht, was ich tun sollte. Also fragte ich unsere Kinder. Doch sie äußerten sich nicht dazu. Nur unser Jüngster meinte: „Papa, dazu kann ich nichts sagen. Du bist derjenige, der später mit dieser Entscheidung leben muss."

Als ich mich gerade in diesem schwierigen Entscheidungsprozess befand, besuchte mich mein Neffe Paul, ein international bekannter Theologe. Obwohl wir nur selten Gelegenheit haben, uns zu sehen, führen wir doch immer intensive Gespräche miteinander, sowohl über theologische Fragen als auch über familiäre Ereignisse. Während dieses Besuches also sagte er ganz unvermittelt: „Onkel Robertson, du solltest bei Tante Muriel keine Magensonde legen lassen. Es wäre falsch. Vielleicht kannst du noch einmal mit Bob darüber reden."

Bob, sein Bruder, ist Chirurg. Für ihn sei das Legen einer Magensonde ein Fünf-Minuten-Eingriff, reine Routinesache, die man ambulant und unter örtlicher

Betäubung erledigt, erklärte mir Paul. Also wirklich keine große Sache. Bob antwortete mir per E-mail, kaum dass er meine Frage erhalten hatte, folgendermaßen: „Das ist überhaupt kein Thema. Wenn Tante Muriel nicht schlucken kann, braucht sie eine Magensonde."

Einige Wochen später besuchte uns Bob. Er meinte, dass er sich nun nicht mehr so sicher sei, nachdem er länger mit seiner Frau gesprochen hätte. Diese hatte bezüglich der Magensonde starke Bedenken geäußert. Sie liebte Muriel von Herzen und wünschte ihr, dass sie endlich bei Jesus sein dürfe. Bob hatte daraufhin einen Kollegen gefragt: „Was würdest du dir von mir wünschen, wenn du der Patient und ich dein Arzt wäre?"

Und dieser Arzt, der aus seinem klinischen Alltag mit der Magensonde mehr als vertraut ist, antwortete: „Ich würde auf keinen Fall eine Sonde haben wollen."

Das hatte Bob verunsichert.

Am ratlosesten aber war ich selbst. In dieser Angelegenheit, die das Weiterleben meiner geliebten Frau zutiefst betraf, konnte ich nicht als Theologe und schon gar nicht als Arzt denken; ich war einzig und allein der Ehemann, der eine Entscheidung über das Leben seiner geliebten Frau fällen musste.

Ein gutes Ende

Wann wird das Ende kommen? Auf welche Art wird es geschehen? Ich weiß es nicht. Meine einzige Hoffnung ist, dass wir beide „zu Hause sind, bevor es dunkel um uns wird“.

Vor vielen Jahren, während ich mich für ein paar Tage zum Gebet zurückgezogen hatte, schrieb ich ein Gedicht, das sich mit genau diesem Thema beschäftigt. Ich hatte es mir zur Gewohnheit gemacht, mir jedes Jahr einmal ein paar Tage zum Fasten und Beten zu nehmen und hatte Muriel immer eingeladen, mich zu begleiten. Aber sie war nie mitgekommen. Meistens hatte sie wegen der Kinder abgelehnt. Doch als die Kinder schon aus dem Haus waren, verriet sie mir eines Tages den wahren Grund: Sie hatte Angst davor. Was sollte sie so lange beten? Und zu fasten konnte sie sich noch viel weniger vorstellen.

Ein einziges Mal kam sie mit und genoss es sehr. Sie hatte herrliche Gebetszeiten und freute sich außerdem, mit mir alleine zu sein. Aber was sie am meisten beeindruckt hatte und wovon sie später noch oft sprach, war das Gebet, das Gott mir damals geschenkt und das ich einfach so niedergeschrieben hatte.

Ich wurde oft gefragt, ob ich, während ich diese Zeilen schrieb, bereits an Muriels Krankheit gedacht habe. Aber davon kann keine Rede sein. Das Gebet ist im Sommer 1981 entstanden, das war noch zwei Jahre, bevor wir wussten, dass Muriel die Alzheimersche Krankheit hatte. Zwar hatten wir schon seit einiger Zeit seltsame Symptome bei ihr beobachtet, doch wir wussten noch nichts damit anzufangen. Die Krankheit war innerhalb eines Zeitraums von fünf Jahren hinweg langsam in unser Leben getreten, ohne dass wir davon wussten. Dennoch hatte ich bereits damals unangenehme Gedanken, die etwas ahnen ließen von dem, was mit Muriel geschehen würde. Ich kann mich daran erinnern, dass ich beim Niederschreiben der letzten Strophe an Muriel dachte und betete: „Herr, und wenn es ein umnachteter Verstand sein soll, so lass meine Geliebte leichte Träume haben und halte schlimme Albträume fern von ihr."

Lass mich zu Hause sein, bevor es dunkel um mich wird

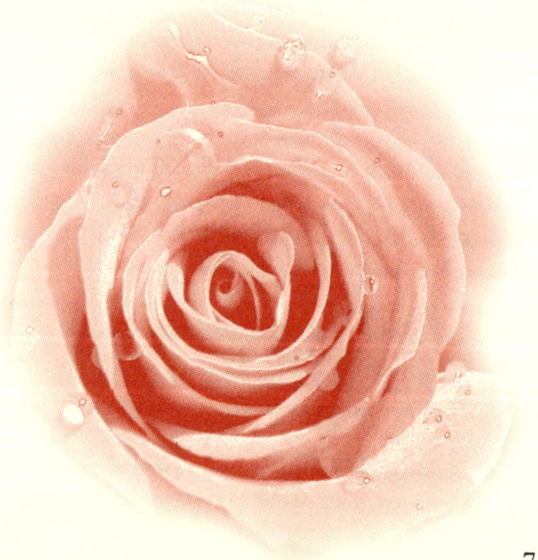

Die Sonne verlischt, mein Gott,
ein Schatten legt sich über mich.
Wie viele Jahre liegen hinter mir!
Ich will den Tod nicht fürchten,
der mir nicht drohen kann.
Für mich beginnt ewiges Leben
in Gottes unendlicher Herrlichkeit.

Und doch, wie fürchte ich mich!
Was, wenn die finsteren Geister
zu früh schon mir drohn,

wenn sie vielleicht auch
zu spät neben mir stehn?
Ich will nicht zu früh gehn
und auch nicht zu spät.
Soll alles getan sein, so gut es nur geht.
Deine Ehre will ich nicht besudeln,
deinen Namen nicht beschmutzen am Ende des Wegs,
ich will auch dein Herz nicht betrüben zuletzt.
Dazu brauch ich Hilfe,
denn nicht Vielen gelingt,
den Lauf im Glanz zu beenden.
Mein Gott, lass mich zu Hause sein,
bevor es dunkel um mich wird.

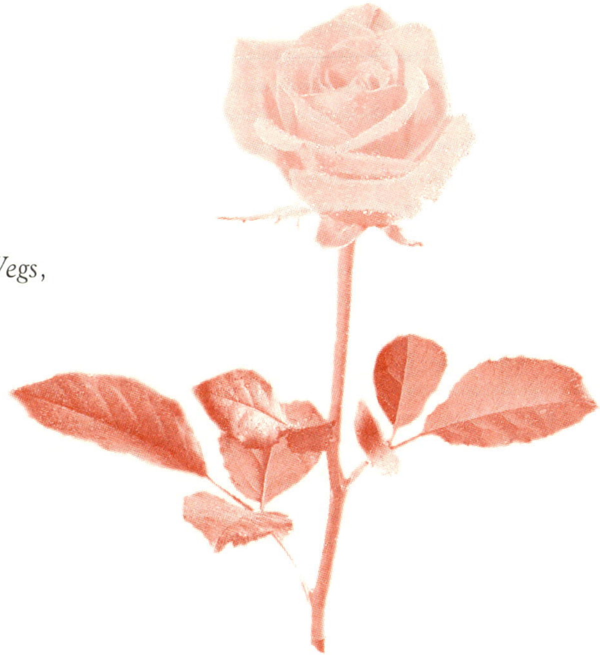

Ein umnachteter Geist,
ein enges, böses Herz,
Früchte, die am Weinstock vertrocknen
und bitter schmecken dem, der sie pflückt,
eine Last für die Wenigen,
die mich noch lieben bis zuletzt?
O nein, mein Gott, so nicht!
Lass die Früchte saftig sein,
zum Wohlgefallen jedes Wanderers,
dein Geist soll in mir sichtbar sein,
noch stärker, klarer, heller als zuerst.
Mein Gott, lass mich zu Hause sein,
bevor es dunkel um mich wird.

Die Trauer um verlorene Gaben,
verrottet und schlecht eingesetzt,
einst ein Leben im Segen, doch nutzlos jetzt,
wehmütig geht der Blick zurück,
hadernd vielleicht um Träume,
die sich nie erfüllt.
Klagende Erinnerung,
Siege sind verblasst -
Herr, lass mich stark sein bis zuletzt!
Mein Gott, lass mich zu Hause sein,
bevor es dunkel um mich wird.

Wenn auch mein Äußeres verfällt,
das darf nicht quälen mich.
Die Kraft lässt nach, ich löse mich
und eile gern dem Himmel zu.
Was brauche ich Unsterblichkeit,
was hält mich in dem Körper noch?
Das wahre Ich ist ewig frei
von dieser Hülle, die mich nur beengt.
Mein Geist ist hell und wartet nur
in Herrlichkeit auf ewig einzugehn.

Wie werde ich das Ziel erreichen?
In Schmerz, von Qualen ganz entstellt?
Ach wäre ich, wenn ich am Ziele bin,
bei klarem Sinn, mit frohem Traum!
Ich bitte dich, um deiner Gnade willen:
Mein Gott, lass mich zu Hause sein,
bevor es dunkel um mich wird.

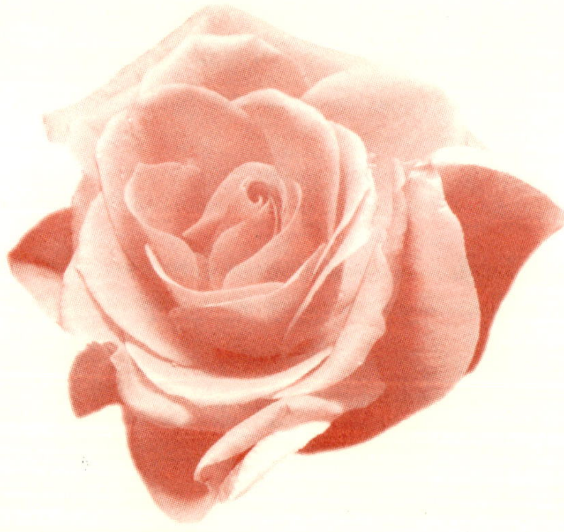

Gott hat mein Gebet beantwortet. Immer wieder höre ich Muriel nachts lachen. Am Morgen, wenn unsere Blicke sich treffen, ist es, als ginge die Sonne mit ihrem Lächeln auf. Oft bete ich dann: „Danke, Jesus, dass sie einen frohen Traum hatte. Und danke, dass wir beide zu Hause sein werden, bevor es dunkel um uns wird."

Mein Schatz

Zwanzig Jahre ist es jetzt her, seitdem wir gemeinsam die Reise in die Dunkelheit angetreten haben. Für Muriel ist jedoch bereits die Nacht angebrochen. Manchmal frage ich mich, wann es für sie endlich wieder dämmern wird. Eigentlich ist es ungewöhnlich, dass diese gefürchtete Krankheit so früh einsetzt und sich dann noch derart lange hinzieht.

Doch mich tröstet, dass Muriel auch in ihrer stummen Welt immer noch so zufrieden und so liebenswert ist. Manchmal bete ich: „Herr, bitte lass sie mir noch ein wenig!"

Würde Jesus sie jetzt zu sich holen, ich würde ihre freundliche, liebliche Gegenwart sehr vermissen. Natürlich, ich bin auch nicht immer so stark. Manchmal sehe ich den Sinn des Ganzen nicht. Doch diese Momente sind selten. Es ist für mich ein Vorrecht, für meine Geliebte da zu sein. Sie ist mein Schatz!

Über den Autor

Robertson McQuilkin ist Hausmann, gefragter Konferenzredner und Autor. Er war von 1968 bis 1990 Leiter der Internationalen Universität Columbia. Unter anderem unterrichtete er Ethik und Hermeneutik. Bevor er die Stelle in Columbia antrat, waren Robertson McQuilkin und seine Frau zwölf Jahre lang Missionare in Japan (1956 – 1968).

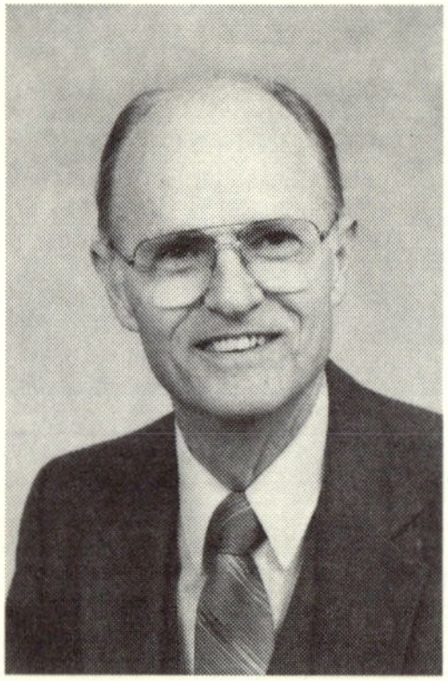